Atlas of Humoral Diagnosis

体液诊断学图谱

袁育林　赵红英 / 主编

U0397013

广西科学技术出版社

图书在版编目（CIP）数据

体液诊断学图谱 / 袁育林，赵红英主编 .—南宁：
广西科学技术出版社，2021.10（2023.11 重印）
ISBN 978-7-5551-1695-0

Ⅰ.①体… Ⅱ.①袁… ②赵… Ⅲ.①医学检验—诊
断学—图谱 Ⅳ.① R446-64

中国版本图书馆 CIP 数据核字（2021）第 202744 号

TIYE ZHENDUANXUE TUPU

体液诊断学图谱

袁育林　赵红英　主编

责任编辑：梁珂珂　　　　　　　　装帧设计：吴谦诚

责任校对：阁世景　　　　　　　　责任印制：陆　弟

出 版 人：卢培钊　　　　　　　　出版发行：广西科学技术出版社

社　　址：广西南宁市东葛路 66 号　　邮政编码：530023

网　　址：http://www.gxkjs.com

经　　销：全国各地新华书店

印　　刷：北京虎彩文化传播有限公司

开　　本：787 mm × 1092 mm　1/16

字　　数：128 千字　　　　　　　印　　张：11.75

版　　次：2021 年 10 月第 1 版　　印　　次：2023 年 11 月第 3 次印刷

书　　号：ISBN 978-7-5551-1695-0

定　　价：150.00 元

主　编：　袁育林　赵红英

副主编：　卢健辉　陈宗波　司珂珂

审　稿：　丛玉隆

顾　问：　杨建荣　黎君君　伍秋霞

组织编写：广西医学科学院

广西壮族自治区人民医院

序

　　本书是借助显微镜这一实验室常用工具，对临床常见的体液标本进行拍照、鉴别，以便在必要时辅助诊断的图谱集锦，以普通光学显微镜下的尿液和粪便里的有形成分为基础，配合部分染色的图片作为参考，以尿液和粪便中的寄生虫、管型、结晶、细胞等为内容，用目前所能见到的400余张突显典型形态特征的显微镜照片为基本资料编写汇总而成。本书是作者30多年工作经验和近5年一线拍摄成果的展现。

　　在科技飞速发展的当下，检验医学面临日新月异的技术冲击。作为一名合格的形态学检验人，只有时刻掌握过硬本领，才能在"仪器军备竞赛"的今天处于"以不变应万变"的有利地位。

　　体液的涵盖面很广，包括尿液、粪便、胸腔积液、腹水等，临床工作中接触最多的是尿液和粪便，这也是很多检验同行最容易忽视的类型。尽管大家都掌握了尿液常规检验和粪便常规检验的技术，但是总有人能发现其他人发现不了的内容物。这大概有两个原因：第一，缺乏足够的耐心和细心，这是每一位检验人都需要去改进的；第二，很多检验人并不真正地认识、了解那些极具诊断价值的有形成分。很多书本上的典型图与实际工作中遇到的有形成分的形态往往有较大差异，导致一部分检验人员没有正确掌握鉴别方法。

　　编写本书的初衷就在于此，力求用简要的文字和真实的图片，为一些初入体液形态学领域工作的年轻人和努力提高业务能力的老师们，提供一本贴合实际工作的工具书。此外，本书对广大医学同僚和非医学专业人群，也有一定的科普意义。希望本书的出版对从事临床基础检验常规工作的同行们有一定的帮助，能够解答大家在临床检验体液有形成分的工作中遇到的困惑。衷心祝愿大家都有一双"火眼金睛"，能够去发现更多显微镜下隐藏的"秘密"。

　　最后，诚挚地感谢所有参与编写并提供照片的同事和朋友！愿大家相互交流，共同进步！

目录

第一部分　寄生虫

第二部分　管型

第三部分　结晶

第四部分　细胞

第一部分

寄生虫

1. 阿米巴

溶组织内阿米巴寄生于结肠，主要引起阿米巴性结肠炎和痢疾，故又称痢疾阿米巴。结肠内阿米巴是人体肠道最常见的非致病性阿米巴，不侵犯宿主，常与溶组织内阿米巴共存。

（1）形态特征

溶组织内阿米巴有滋养体和包囊 2 个发育阶段。感染者的粪便中常见滋养体和包囊，组织中仅见滋养体。

滋养体具有侵袭性，为虫体的活动期。虫体大小为 20～40 μm，形态多变，运动时常伸出一伪足，作单一定向运动，可吞噬红细胞。经铁苏木素染色后，可见滋养体有 1 个球形泡状核，直径为 4～7 μm。核膜纤薄，内缘有分布均匀、单层、排列整齐的核周染色质粒。核仁居中，核仁与核膜之间有无色的网状核纤维。

包囊是阿米巴的未成熟阶段。包囊多见于隐性感染者及慢性患者的粪便中，呈圆形，直径为 5～20 μm。成熟包囊具有 4 个核，是溶组织阿米巴的感染型，具有传染性。包囊对外界的抵抗力较强，在粪便中可存活至少 2 周。经铁苏木素染色后，包囊两端可见钝圆的棒状拟染色体，可依此进行虫种鉴定。

（2）生活史

溶组织内阿米巴成熟包囊污染水和食物，经口感染新宿主，进入宿主的胃和小肠上段。由于囊壁有较强的抗酸作用，此时包囊没有变化。当移行至回肠末端或结肠，在肠内碱性环境中，囊壁变薄，虫体伸出伪足，脱囊而出形成滋养体。寄生于肠壁的滋养体以宿主的组织为食，并不断增殖。

（3）实验室诊断

实验室检查阿米巴感染的主要方法有病原学诊断、血清学诊断及影像学诊断。

病原学诊断的方法主要有粪便检查和活组织检查。粪便检查常用生理盐水涂片法和碘液染色法。

生理盐水涂片法适用于急性阿米巴性痢疾及阿米巴性结肠炎患者，在患者的黏液脓血便中可以检出活动的滋养体。典型的阿米巴性痢疾患者的粪便为酱红色，具黏液性，有腥臭味，镜检可见聚集成团的红细胞和较多的白细胞。活组织检查的标本必须新鲜，应快速送检，保持标本在 25 ～ 30 ℃的环境中并防止被尿液等污染。

碘液染色法是用碘液染色涂片，观察是否有包囊。溶组织内阿米巴成熟包囊有 4 个核，结肠内阿米巴成熟包囊有 8 个核。

（4）临床意义

阿米巴病的传播主要通过慢性阿米巴病患者及无症状的阿米巴包囊携带者，治疗首选药物为甲硝唑。对包囊携带者的治疗首选巴龙霉素或喹碘方，两者均具有肠壁不吸收、副作用小等优点。预防上要加强粪便管理，保护水源以切断阿米巴病的传播途径。个人应注意卫生，饭前便后洗手，搞好环境卫生。

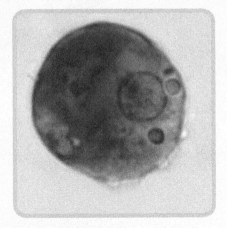

图 1-1 结肠内阿米巴滋养体（刘士广摄）

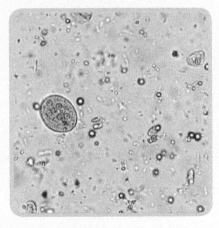

图 1-2 结肠内阿米巴包囊（核多在 5 个以上）

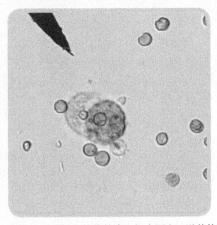

图 1-3 吞噬红细胞的溶组织内阿米巴滋养体

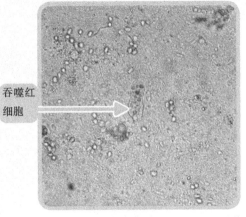

吞噬红细胞

图 1-4 吞噬红细胞的溶组织内阿米巴滋养体（刘士广摄）

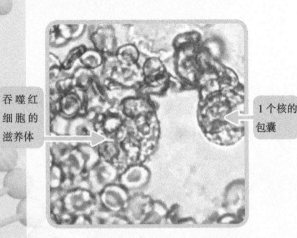

吞噬红细胞的滋养体

1 个核的包囊

图 1-5 溶组织内阿米巴滋养体和 1 个核的包囊

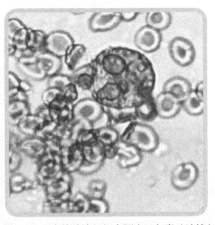

图 1-6 2 个核的溶组织内阿米巴包囊（油镜）

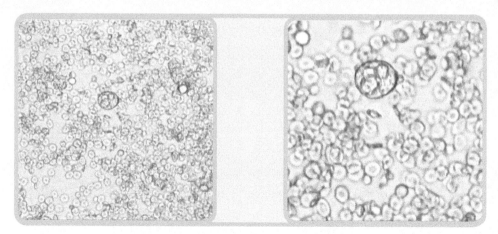

图 1-7　3 个核的溶组织内阿米巴包囊

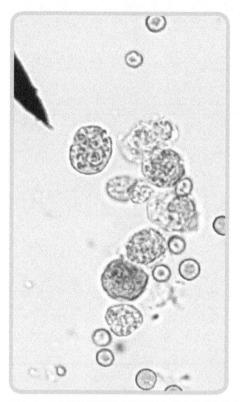

图 1-8　4 个核的溶组织内阿米巴包囊（碘液染色）

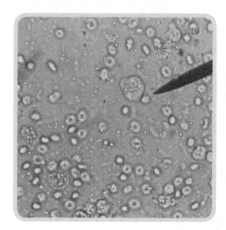

图 1-9　溶组织内阿米巴小滋养体

注：本书中未进行特殊说明的显微镜下图片均为高倍镜下未染色状态。

2. 带绦虫

人体寄生的带绦虫主要有链状带绦虫和肥胖带绦虫。链状带绦虫又称猪带绦虫、猪肉绦虫或有钩绦虫，是主要的人体寄生虫。肥胖带绦虫又称牛带绦虫、牛肉绦虫或无钩绦虫。

（1）形态特征

2种带绦虫的虫卵在形态上难以区别，统称为带绦虫卵。带绦虫卵近圆形，直径为 50 ～ 60 μm。卵壳薄而透明，容易破碎，多数在孕节散出后脱落。一般粪便检查时查到的虫卵为不完整虫卵，近圆球形，直径为 31 ～ 43 μm，胚膜较厚，呈棕黄色，具有放射状条纹，内含 1 个有 3 对小钩的六钩蚴。

（2）生活史

人是链状带绦虫的终宿主，也可作为其中间宿主；家猪和野猪是其主要的中间宿主。链状带绦虫成虫寄生于人体小肠，以头节上的吸盘和小钩附着于肠壁。孕节常单节或 5 ～ 6 节相连地从链体脱落，或因挤压破裂而散出虫卵，随粪便排出体外。

人是肥胖带绦虫的唯一终宿主。肥胖带绦虫成虫寄生于人体小肠，以吸盘附着于肠壁。末端孕节常单节或数节相连从链体脱落，随宿主粪便排出。

（3）实验室诊断

不同发育时期的带绦虫感染所用的病原学检查方法不同。

①链状带绦虫病的诊断可采用粪便直接涂片法、饱和盐水浮聚法、改良加藤厚涂片法等查找虫卵，可疑者应连续数天检查。由于链状带绦虫和肥胖带绦虫的虫卵难以区分，只能诊断为带绦虫感染，不能确定虫种。

②可手术摘除皮下肌肉囊尾蚴结节活检，以确诊囊尾蚴病。

③检查孕节，观察孕节子宫分支数即可确诊肥胖带绦虫病和链状带绦虫病。

头节检查是在驱虫后用粪便淘洗法寻找带绦虫的头节，从而鉴定虫种。

免疫学检测对深部组织中的囊尾蚴病具有重要的辅助诊断价值，但在肥胖带绦虫病的诊断上较少应用。

抗体检测是用已知抗原检测患者体内的特异性抗体。常用抗原有囊尾蚴粗抗原、初步纯化抗原及重组抗原等。检测的抗体有特异性 IgG、IgG_4 和 IgE 等。

人体感染囊尾蚴后产生的抗体，在体内维持时间较长，检测到抗体只能说明机体曾经感染过囊尾蚴，不能作为现症患者的依据及疗效考核。

分子生物学检测可用 PCR（聚合酶链式反应）技术扩增链状带绦虫细胞色素 C 亚单位 I 基因和细胞色素 B 基因，有利于鉴别诊断。检测囊虫病患者脑脊液中链状带绦虫的 DNA 具有辅助诊断价值。

（4）临床意义

链状带绦虫和肥胖带绦虫的虫卵难以区分，检查节片对链状带绦虫和肥胖带绦虫感染的鉴别更有意义。

卵壳　　　　　　　　　　　　　　　胚膜

卵壳

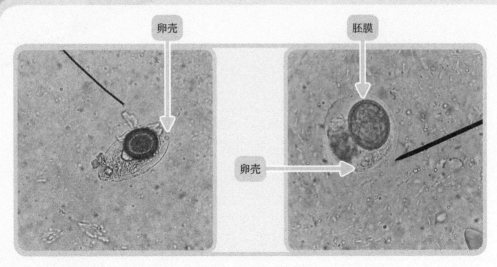

图 1-10　有卵壳的带绦虫卵

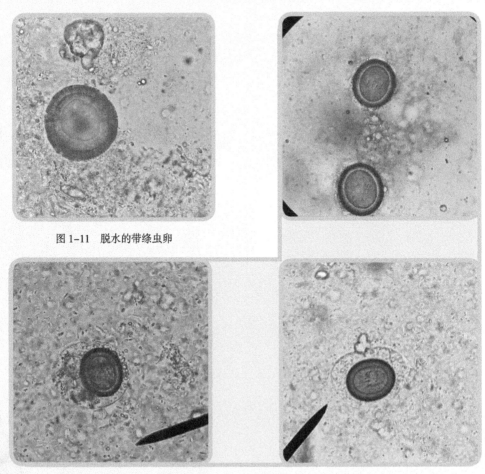

图 1-11　脱水的带绦虫卵

图 1-12　带绦虫卵

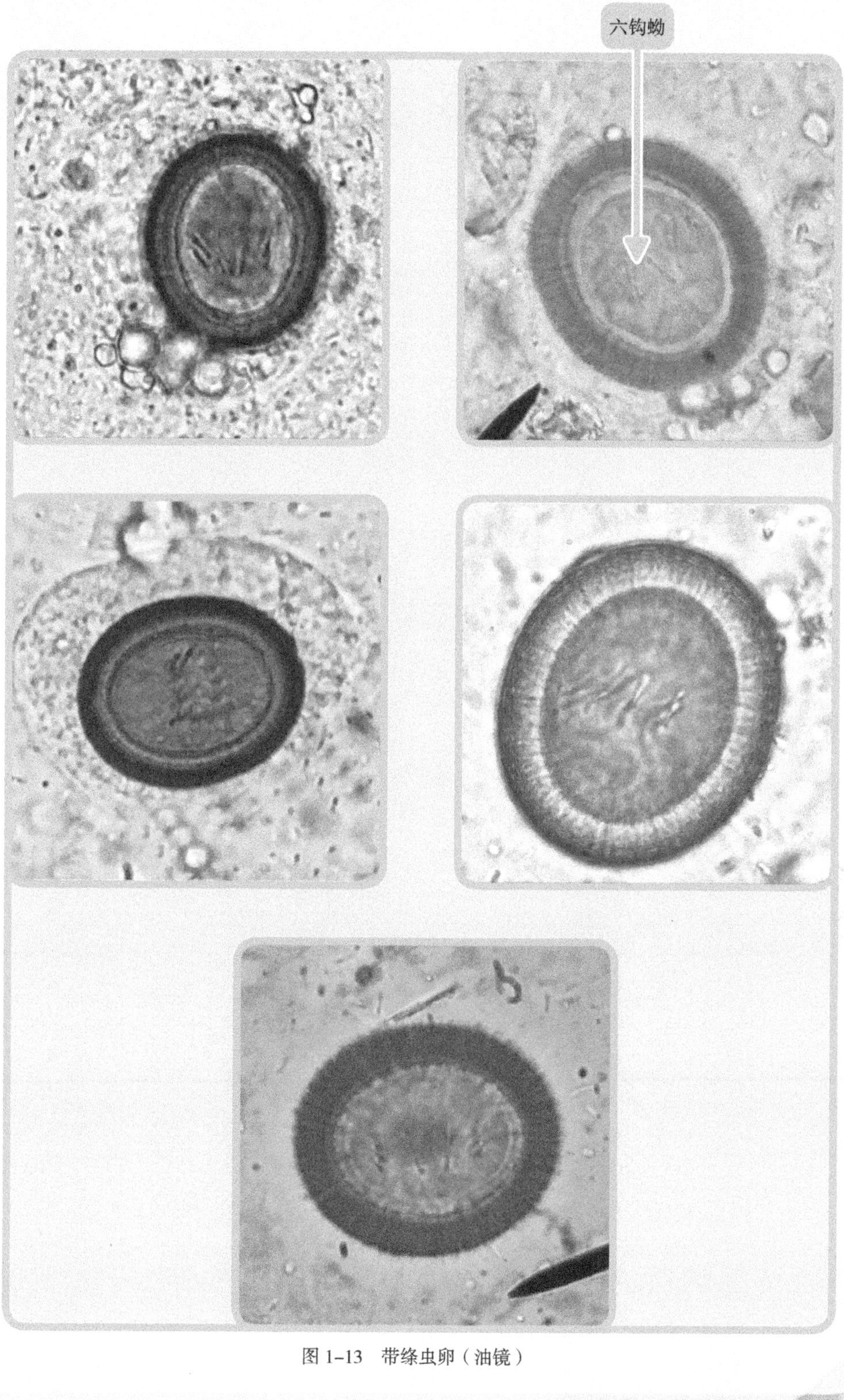

六钩蚴

图 1-13　带绦虫卵（油镜）

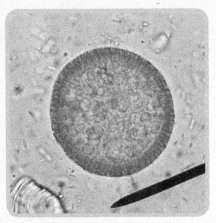

图 1-14　带绦虫卵的卵黄细胞（油镜）

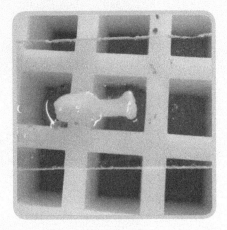

图 1-15　孕节

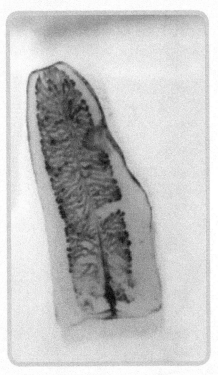

图 1-16　向两侧发出分支多的肥胖带绦虫孕节子宫

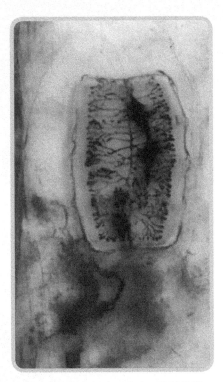

图 1-17　向两侧发出分支少的链状带绦虫孕节子宫

3. 等孢球虫

等孢球虫病是由等孢球虫寄生在人肠黏膜上皮，造成肠道黏膜损伤的一种寄生性原虫病，临床表现为腹泻、恶心、呕吐和腹部压痛等。寄生于人体的等孢球虫有贝氏等孢球虫和纳氏等孢球虫2种，以贝氏等孢球虫为主，纳氏等孢球虫非常罕见。

（1）形态特征

等孢球虫宿主的粪便中可见等孢球虫卵囊，呈椭圆形或纺锤形，大小为（20～33）μm×（10～19）μm。成熟卵囊含有2个椭圆形的孢子囊，大小为（9～11）μm×（7～12）μm，内含4个腊肠形的子孢子和1个残留体。未成熟卵囊内只含有一团原生质或1个圆形细胞。抗酸染色呈鲜红色即可确诊感染等孢球虫。

（2）生活史

成熟的等孢球虫卵囊污染食物或水，被宿主食入后，在宿主小肠中逸出囊内子孢子并侵入肠上皮细胞发育为滋养体，裂体增殖释放出裂殖子，又侵入附近的肠上皮细胞继续进行裂体增殖或形成雌、雄配子体。经减数分裂后形成的雌、雄配子结合成合子，并进一步发育为卵囊，卵囊落入肠腔随粪便排出体外。

（3）实验室诊断

等孢球虫病的确诊依赖于在患者的大便中发现等孢球虫卵囊。由于该卵囊较小，无色透明，采用直接涂片法或浓集法容易漏检。应用抗酸染色法可使卵囊壁轮廓清晰、囊内孢子囊呈红色。除大便检查外，小肠黏膜活检和肠内容物检查也可能发现等孢球虫发育各期的形态。

（4）临床意义

等孢球虫病可导致慢性腹泻、水电解质紊乱、持续性或脂肪性腹泻、体重减轻等，严重时可导致死亡。由于患者肠道黏膜被损害，引起腹泻、呕吐等，均可导致水电解质紊乱，如果治疗不及时，可导致重症患者脂肪性腹泻和营养不良。

等孢球虫除寄生于人体外，也广泛寄生于哺乳类、鸟类和爬行类动物的肠道内，容易污染环境。因此，防治等孢球虫病要以注意饮食卫生为主。等孢球虫病是一种自限性疾病，多数患者体内的虫体可被自行清除。常用治疗药物为乙胺嘧啶加磺胺嘧啶，磺胺甲噁唑对免疫抑制患者的慢性感染有治疗效果。

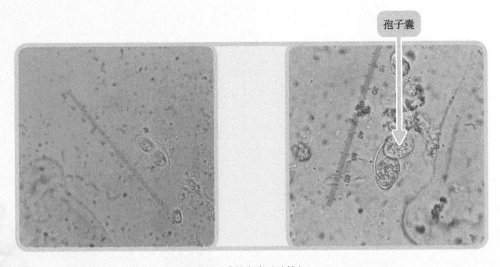

图1-18　成熟卵囊（油镜）

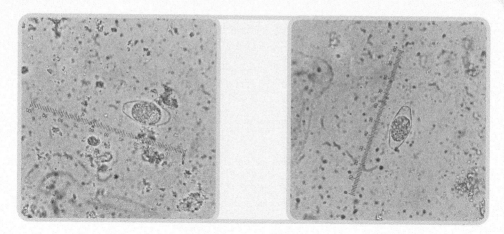

图 1-19　未成熟卵囊（油镜）

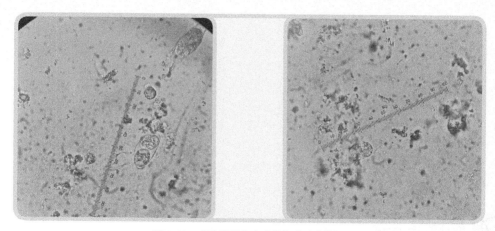

图 1-20　成熟卵囊和未成熟卵囊（油镜）

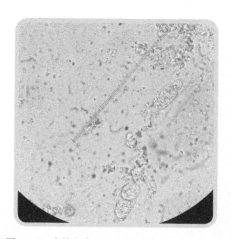

图 1-21　成熟卵囊和包囊逸出（油镜）

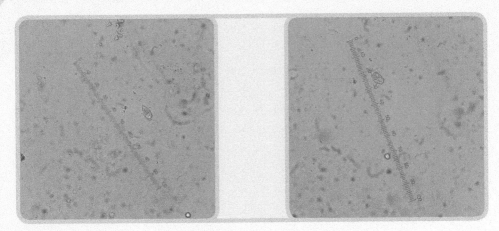

图 1-22　成熟卵囊

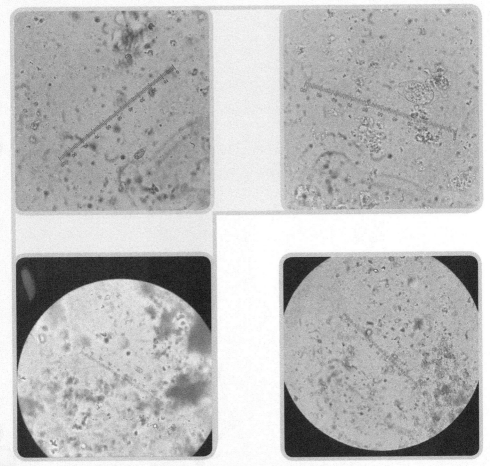

图 1-23　未成熟卵囊　　　　　　　　　图 1-24　子孢子

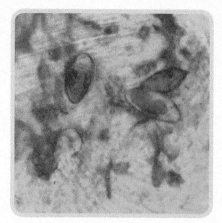
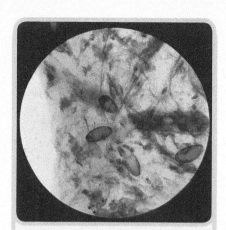

图 1-25　抗酸染色的成熟卵囊与未成熟卵囊（油镜）

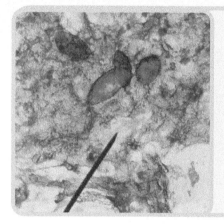
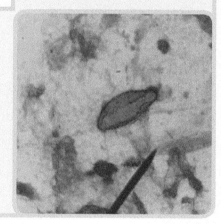

图 1-26　抗酸染色的成熟包囊（油镜）

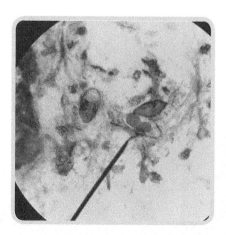

图 1-27　抗酸染色的未成熟包囊（油镜）

4. 东方毛圆线虫

东方毛圆线虫是绵羊、骆驼、兔等食草动物的胃和小肠内的寄生虫，也可寄生在猿及人体的胃和小肠，引发毛圆线虫病。

（1）形态特征

东方毛圆线虫成虫纤细，无色透明，口囊、咽管不明显，咽管为体长的 1/7 ~ 1/6。雄虫体长 4.3 ~ 5.5 mm，尾端交合伞明显，由左右两叶组成，1 对交合刺粗细同形，末端呈倒刺状。雌虫体长 5.5 ~ 6.5 mm，尾端呈锥形。

虫卵呈长椭圆形，一端较圆，一端较尖，一侧常较另一侧稍隆起，无色透明，大小为（80 ~ 100）μm ×（40 ~ 47）μm，比钩虫卵略长，壳薄，卵膜与卵壳间的空隙在两端较明显。新鲜粪便中的虫卵内含 10 ~ 20 个分裂的胚细胞。

（2）生活史

东方毛圆线虫成虫寄生于宿主的消化道，虫卵随宿主粪便排出后在土壤中发育，幼虫孵出后蜕皮发育成感染期幼虫。人因食入含有感染期幼虫的生菜而感染。幼虫在宿主小肠内钻入肠黏膜，数日后逸出，虫体头端插入肠黏膜发育为成虫。

（3）实验室诊断

东方毛圆线虫病的诊断依据为在粪便中查见虫卵或幼虫。粪便检查常用饱和盐水浮集法。镜检观察虫卵时，应注意将其与钩虫卵相区别。

（4）临床意义

东方毛圆线虫可引起感染者腹痛，且腹痛较钩虫感染者明显。东方毛圆线虫病常与钩虫病混合发生，其症状不易与钩虫病的症状区分。

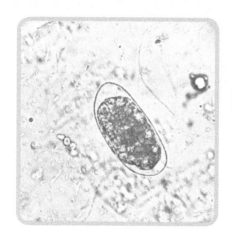

图1-28　东方毛圆线虫卵（内含10~20个卵细胞）

卵壳薄，
单层

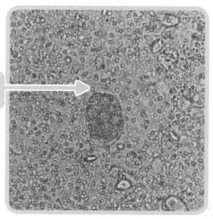

图1-29　东方毛圆线虫卵

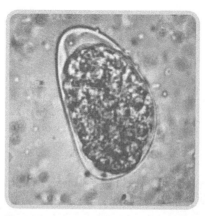

图1-30　东方毛圆线虫卵（卵壳一侧常较另一侧稍隆起）

5. 粪类圆线虫

粪类圆线虫既是一种兼性寄生虫，又是机会致病性蠕虫，生活史包括自生世代和寄生世代。自生世代在土壤中进行，寄生世代在人体内进行。在寄生世代中，成虫主要在宿主（如人、狗、猫等）小肠内寄生，幼虫可侵入宿主的肺、脑、肝、肾等器官，引发粪类圆线虫病。该病发病过程长，临床症状复杂多样，轻者无症状，重者出现小肠和结肠的溃疡性肠炎，甚至引起患者死亡。

（1）形态特征

粪类圆线虫的寄生世代有成虫、虫卵、杆状蚴和丝状蚴4个阶段。寄生世代成虫仅见雌虫，大小为 $2.2\,mm \times (0.03 \sim 0.074)\,mm$，体表有细横纹，尾尖细且末端略呈锥形，口腔短，咽管细长，生殖器官为双管型。虫卵与钩虫卵相似，但较小，部分卵内含1条胚蚴。杆状蚴头端钝圆，尾部尖细，长 $0.2 \sim 0.45\,mm$，咽管为双球型，养在粪便中24小时可繁殖成丝状蚴。丝状蚴为感染期幼虫，虫体细长，长 $0.6 \sim 0.7\,mm$，咽管长约为体长的1/2，尾部具有微型小分叉。

（2）生活史

粪类圆线虫的2种世代既可独立存在，又可交替进行。

①自生世代。成虫在潮湿、温暖的土壤中产卵，孵出杆状蚴，经4次蜕皮后直接发育为成虫。在适宜环境下可多次完成自生世代。在

不利环境下其杆状蚴发育为对宿主具有感染性的丝状蚴，经皮肤或黏膜侵入人体，开始寄生世代。

②寄生世代。丝状蚴侵入人体皮肤后需要钻入宿主小肠黏膜才能发育为成虫。少数幼虫移行到肺和支气管发育为成虫。雌虫寄生与产卵均在宿主肠黏膜内，虫卵发育很快，数小时后可孵出杆状蚴。杆状蚴从肠黏膜逸出，进入肠腔，随粪便排出体外。自丝状蚴感染人体至杆状蚴排出体外，至少需要 17 天。被排出的杆状蚴，既可经 2 次蜕皮直接发育为丝状蚴感染人体，也可间接发育为自生世代的成虫。

（3）实验室诊断

①体液查虫卵法。可查粪便、痰、尿液、脑脊液等体液。其中直接涂片法检出率较低，而沉淀法检出率高达 98%。由于患者有间歇性排虫现象，故应反复检查。

②免疫学诊断。通过 ELISA（酶联免疫吸附剂试验）检测患者血清中的特异性抗体，对轻度、中度感染者有良好的辅助诊断价值。

③利用胃或十二指肠引流液查病原体。

（4）临床意义

粪类圆线虫病大多无明显的临床症状，但当人体抵抗力低下时，如患各种疾病、营养不良、免疫缺陷或接受激素及其他免疫抑制剂治疗，常可反复发生重度自身感染，出现严重的症状，甚至死亡。主要的临床表现均由幼虫的移行造成。

①皮肤损伤。丝状蚴侵入皮肤后，可引起小出血、丘疹，并伴有刺痛和瘙痒，甚至出现移行性线状荨麻疹，病变常反复出现在肛周、腹股沟、臀部等处皮肤。

②肺部症状。丝状蚴在肺部移行时，可引起咳嗽、多痰、过敏性肺炎、哮喘等。

③消化道症状。成虫寄生在小肠黏膜内引起机械性刺激并有毒性，使患者出现恶心、呕吐、腹痛、腹泻等症状，并伴有发热、贫血、全身不适等。

④弥漫性粪类圆线虫病。长期使用免疫抑制剂或消耗性疾病、先天性免疫缺陷和艾滋病患者被感染后可能出现弥漫性粪类圆线虫病。由于大量幼虫在体内移行，可将肠道细菌带入血液中，引起败血症等。

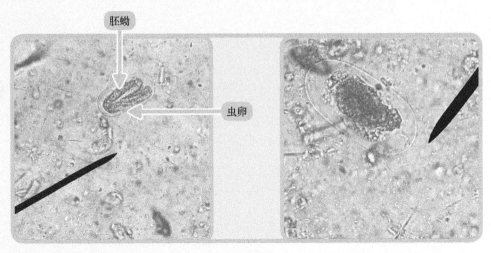

胚蚴

虫卵

图1-31　粪类圆线虫卵（油镜）

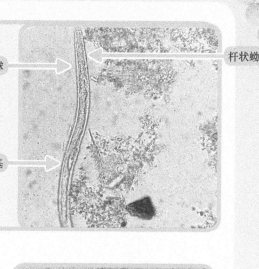

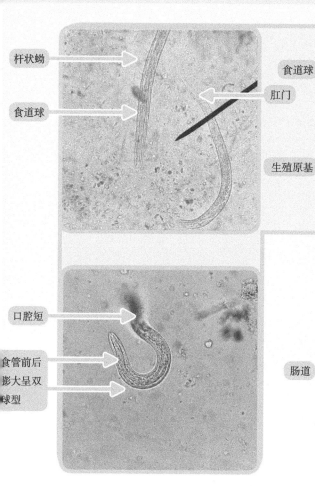

杆状蚴

食道球

食道球

肛门

杆状蚴

生殖原基

口腔短

食管前后膨大呈双球型

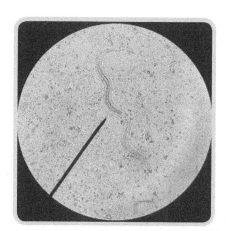

图 1-32 粪类圆线虫杆状蚴

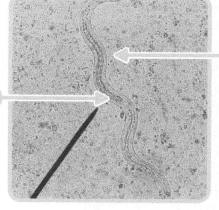

丝状蚴

肠道

图 1-33 粪类圆线虫丝状蚴（食道长度为虫体长度的 1/2）

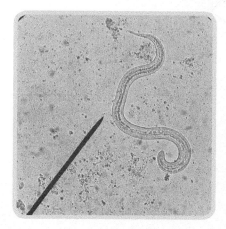

图 1-34 粪类圆线虫杆状蚴养在粪便中 24 小时繁殖成的丝状蚴

图 1-35 粪类圆线虫丝状蚴

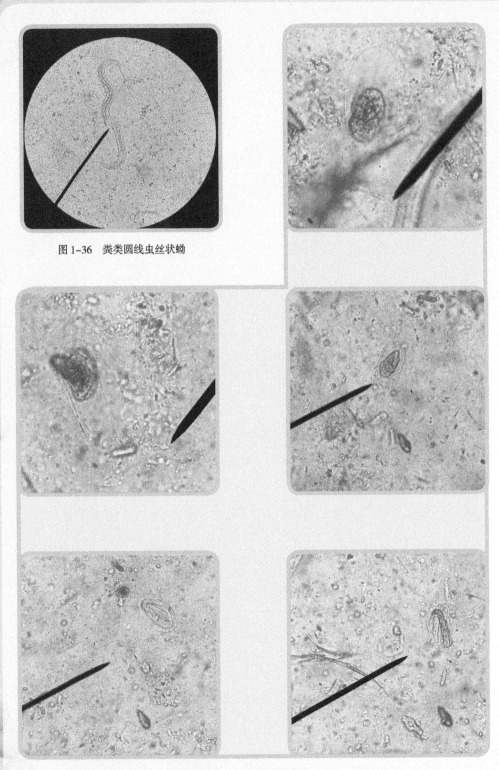

图 1-36　粪类圆线虫丝状蚴

图 1-37　粪类圆线虫卵

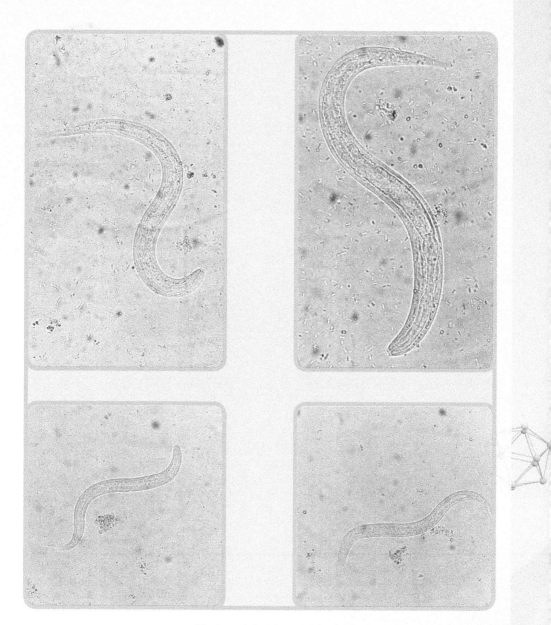

图 1-38　粪类圆线虫杆状蚴

脱鞘膜

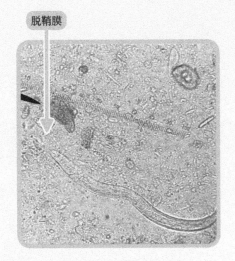

图 1-39　粪类圆线虫脱鞘膜

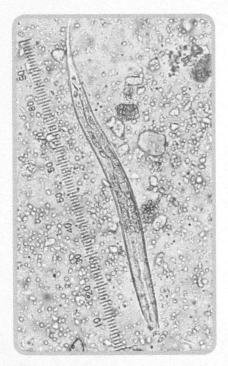

图 1-40　福氏类圆线虫（属粪类圆线虫家族）

6. 华支睾吸虫

华支睾吸虫又名肝吸虫。成虫寄生在人体的肝胆管内，可引发华支睾吸虫病，又称肝吸虫病。在流行区（如广西、广东）华支睾吸虫感染率高。华支睾吸虫病可合并其他病种，且临床症状不典型，相当一部患者认为该病无需治疗，或由于担心服用驱虫药物引发不良反应不愿接受治疗。华支睾吸虫感染可引发急慢性胆囊炎、胆管梗阻性黄疸、胆结石等疾病，严重者可导致肝硬化、肝内胆管癌、儿童发育不良等，给家庭和社会造成较严重的影响。因此早发现早治疗、防控结合是应对华支睾吸虫的关键。

（1）形态特征

华支睾吸虫卵又称肝吸虫卵，形似瓜子或芝麻，呈淡黄褐色，大小为（27～35）μm×（12～20）μm，一端较窄且有盖，卵盖周围的卵壳增厚形成肩峰；另一端有疣状突起，形成小疣。从粪便中排出时，卵内已含有毛蚴，毛蚴在卵盖打开后从卵壳孵出。该阶段时间短，不易被发现。

（2）生活史

华支睾吸虫的成虫寄生于宿主的肝胆管内。患者因食入含有囊蚴的生鱼虾而感染。成虫寿命一般为20～30年。第一中间宿主是淡水螺，第二中间宿主是淡水鱼虾，保虫宿主是猫、狗、猪等。

（3）实验室诊断

①粪便检查虫卵可用涂片法，但直接涂片法检出率较低，改良加藤法应用最为普遍；也可用集卵法，包括漂浮集卵法和沉淀集卵法；还可用十二指肠引流胆汁检查虫卵，于离心沉淀后镜检。

②免疫学诊断包括皮内试验、ELISA、间接血凝试验和间接荧光抗体试验。

③影像学诊断包括 B 超检查和 CT 检查。

④检查胆汁中的华支睾吸虫卵。患者的新鲜胆汁经过离心（3000 转 / 分钟，3 分钟），去除底部沉淀后涂片镜检，可见大量华支睾吸虫卵。带卵黄细胞的圆形虫卵进一步孵育后呈卵圆形，最后发育为带毛蚴、有肩峰、盖和小疣的典型虫卵。

（4）临床意义

华支睾吸虫病的临床表现以消化道症状为主，如上腹不适、腹泻、厌油、乏力、肝区隐痛等，无特异性，主要危害是导致患者肝脏受损。病理基础是胆管异常，如扩张、管壁增厚。大量虫体寄生可造成胆管阻塞，胆汁滞留。合并细菌感染时可引发胆管炎或胆管肝炎。慢性患者可因纤维组织大量增生造成胆汁性肝硬化。严重感染者晚期可造成肝硬化，甚至死亡。华支睾吸虫感染还与胆结石的形成及胆管上皮癌、肝细胞癌的发生有一定关系。

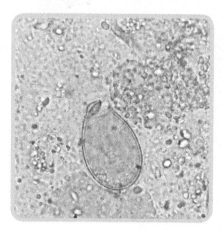

图 1-41　卵盖打开，毛蚴孵出但不见踪影
的华支睾吸虫卵（油镜）

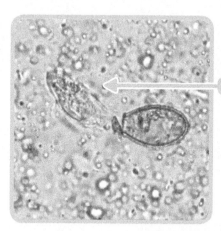

毛蚴

图 1-42　卵盖打开，毛蚴孵出瞬间的华
支睾吸虫卵（油镜）

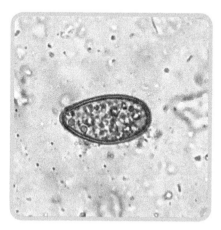

图 1-43　内含卵细胞的华支睾吸虫卵（油镜）

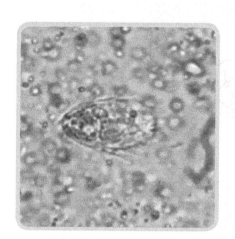

图 1-44　华支睾吸虫毛蚴（油镜）

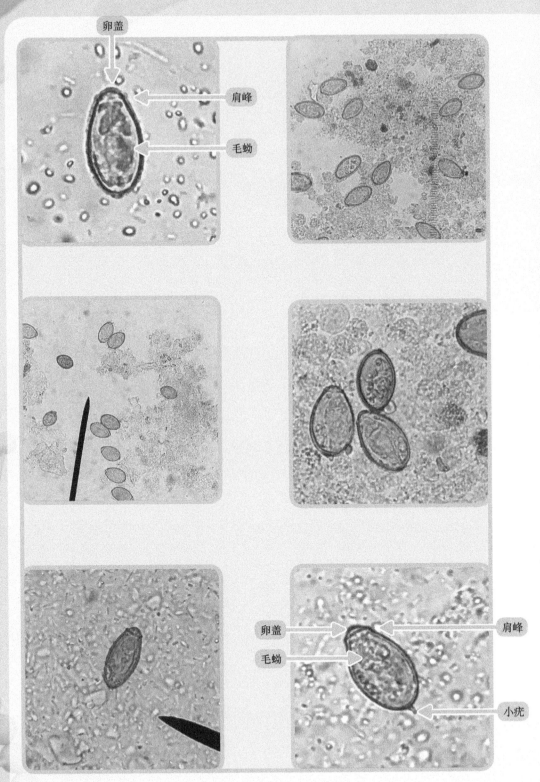

图 1-45　华支睾吸虫卵（油镜）

14. 似蚓蛔线虫

似蚓蛔线虫简称蛔虫，是人体肠道内最大的寄生线虫，也是人体小肠最常见的寄生虫。似蚓蛔线虫不仅与宿主争夺营养，还可能引起肠梗阻、肠扭转、肠穿孔、胆道感染和阻塞以及阑尾炎等急性腹症，亦可侵入其他脏器引起严重的异位损害。

（1）形态特征

似蚓蛔线虫成虫呈蚯蚓状，头尖细，尾钝圆，活时为粉红色，死后为灰白色。雌虫体长 20～35 cm，最宽处直径为 3～6 mm；雄虫体长 15～31 cm，最宽处直径为 2～4 mm。虫体两侧可见明显的侧线，头端口周见"品"字形的 3 个唇瓣，1 个背唇瓣较大，2 个芽腹唇瓣略小。雌虫消化管末端于肛门开口，雄虫消化管末端则通入泄殖腔。雌虫生殖系统为双管型；雄虫生殖系统为单管型，尾向腹面弯曲，末端有 1 对象牙状的交合刺。

似蚓蛔线虫卵有受精卵和未受精卵之分。受精卵呈宽椭圆形，大小为（45～75）μm×（35～50）μm，主要特征是卵壳厚且外面附有凹凸不平的蛋白质膜。受精卵卵壳外的蛋白质膜被宿主的胆汁染成棕黄色，卵内含 1 个大而圆的卵细胞，在其两端与卵壳间可见新月形空隙。受精卵在发育过程中，卵细胞不断分裂，形成含有幼虫的感染期卵。未受精卵多呈长椭圆形，大小为（88～94）μm×（39～44）μm，卵壳和蛋白质膜较薄，卵内充满大小不等的折光颗粒。若虫卵周围的蛋白质膜壳脱落，则成为无蛋白膜虫卵。

（2）生活史

似蚓蛔线虫的生活史不需要中间宿主。成虫寄生于人体小肠中，以宿主体内半消化的食物为营养，雌虫、雄虫交配产卵后，虫卵随粪便排出体外，在潮湿、荫蔽、氧气充足、温度适宜（21～30℃）的泥土中，卵细胞经2周发育成第一期幼虫，再经1周，在卵内第一次蜕皮后发育为感染期卵。

人因误食含感染期卵的食物和水而感染似蚓蛔线虫。感染期卵被人吞入后在小肠内孵出幼虫。幼虫能分泌透明质酸酶和蛋白酶，侵入小肠黏膜和黏膜下层，钻入肠壁小静脉或淋巴管，经静脉入肝，再经右心到肺，穿过毛细血管进入肺泡，在此进行第二次和第三次蜕皮，然后再沿支气管、气管移行至咽，被宿主吞咽，经食管、胃到小肠，在小肠内进行第四次蜕皮后经数周发育为成虫。自人体感染到雌虫开始产卵需要60～75天。似蚓蛔线虫成虫寿命大约为1年。

（3）实验室诊断

似蚓蛔线虫感染的病原检测主要是通过粪便查找虫卵或虫体（童虫或成虫）。由于似蚓蛔线虫产卵量大，常用直接涂片法，通常查1张涂片的阳性检出率为80%左右，查3张涂片的阳性检出率可达95%。对直接涂片结果呈阴性者，也可采用沉淀集卵法或饱和盐水浮聚法，其检出效果更好。在感染早期（肺部有症状时）进行痰液涂片检查可发现幼虫。

（4）临床意义

似蚓蛔线虫致病包括幼虫移行和成虫寄生，其中成虫寄生是主要致病阶段。似蚓蛔线虫除掠夺营养、破坏肠黏膜、引起超敏反应外，还会引发多种并发症。胆道似蚓蛔线虫病是临床上似蚓蛔线虫病最常见的并发症。似蚓蛔线虫呈世界性分布,主要流行于温暖、潮湿和卫生条件差的地区,农村人群感染率高于城市,儿童感染率高于成人。

　　防治似蚓蛔线虫感染的措施包括查治患者及带虫者、管理粪便和健康教育。目前常用的驱虫药有甲苯咪唑、阿苯达唑、驱蛔灵、左旋咪唑等。

虫卵

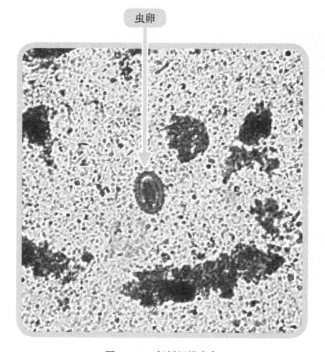

图 1-101　似蚓蛔线虫卵

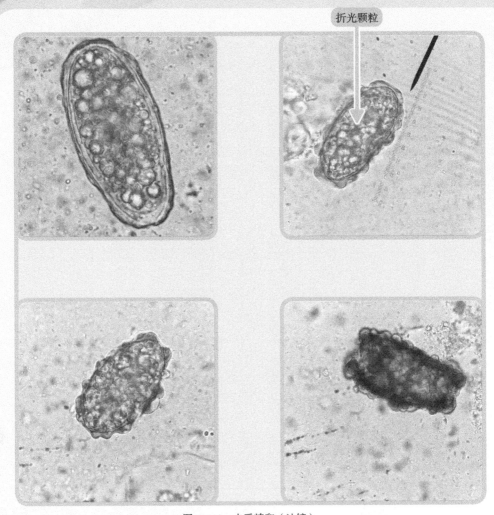

折光颗粒

图 1-102　未受精卵（油镜）

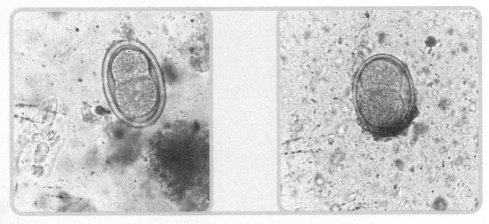

图 1-103　脱蛋白膜的受精卵（油镜）

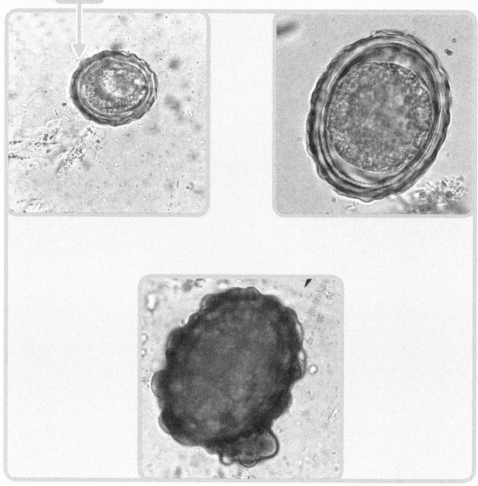

蛋白质膜

图 1-104　受精卵（油镜）

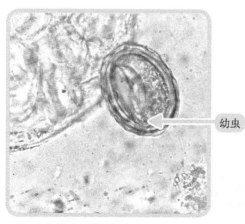

幼虫

图 1-105　感染期卵（油镜）

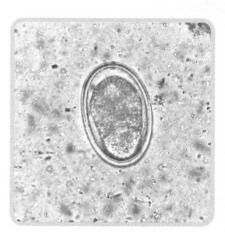

图 1-106　脱蛋白膜的虫卵（油镜）

15. 缩小膜壳绦虫

缩小膜壳绦虫也称短膜壳绦虫，主要寄生于鼠类，亦可寄生于人体，引起缩小膜壳绦虫病。其主要寄生在小肠，引起消化道症状，多数为散发的儿童病例，患者无自体内重复感染情况。加强灭鼠和养成良好的卫生习惯是预防缩小膜壳绦虫感染的主要措施。

（1）形态特征

缩小膜壳绦虫卵呈圆球形或近圆球形，稍大，大小为（60～79）μm×（72～86）μm，呈黄褐色，卵壳较厚，胚膜两端无丝状物，卵壳与胚膜间有透明的胶状物，胚膜内含有1个六钩蚴。

成虫头节顶突不能伸出，无小钩；孕节子宫呈瓣状。

（2）生活史

缩小膜壳绦虫必须要经过中间宿主才能完成生活史。中间宿主包括蚤类、甲虫、蟑螂、倍足类、鳞翅目昆虫等，以大黄粉虫、谷蛾、具带病蚤和印鼠客蚤为主。成虫寄生于终宿主小肠中，脱落的孕节和虫卵随粪便排出体外。虫卵被中间宿主吞食后，在其小肠中孵出六钩蚴，六钩蚴穿过肠壁至血管内经7～10天发育成似囊尾蚴。鼠类或人误食了带有似囊尾蚴的昆虫后，似囊尾蚴在宿主肠腔内经12～13天发育为成虫。

（3）实验室诊断

从粪便中检出缩小膜壳绦虫卵或孕节为确诊缩小膜壳绦虫病的依据。采用水洗沉淀法或浮聚浓集法均可增加虫卵检出的机会。

（4）临床意义

缩小膜壳绦虫感染者一般无明显的临床症状，或仅有轻微的神经症状和胃肠道症状，如头痛、失眠、磨牙、恶心、腹胀、腹痛等，严重者可出现眩晕、精神痴呆或恶病质。

缩小膜壳绦虫的中间宿主种类较多，分布广泛，最适中间宿主如大黄粉虫、谷蛾等都是常见的仓库害虫，生活在仓库、商店和家庭中，这些地方又适合多种家鼠栖息活动，不仅易造成鼠类的高度感染，亦造成人体感染的重要隐患。人主要是因误食混杂在粮食中的中间宿主昆虫而感染，儿童因易有不良卫生习惯而更易误食昆虫，故感染率较高。

预防缩小膜壳绦虫病的重要措施是加强卫生教育，注意个人卫生、饮食卫生和环境卫生，消杀鼠类、蚤类，养成良好的卫生习惯；严格粮食仓库管理、消灭仓库害虫、灭鼠等。驱虫治疗可用吡喹酮。

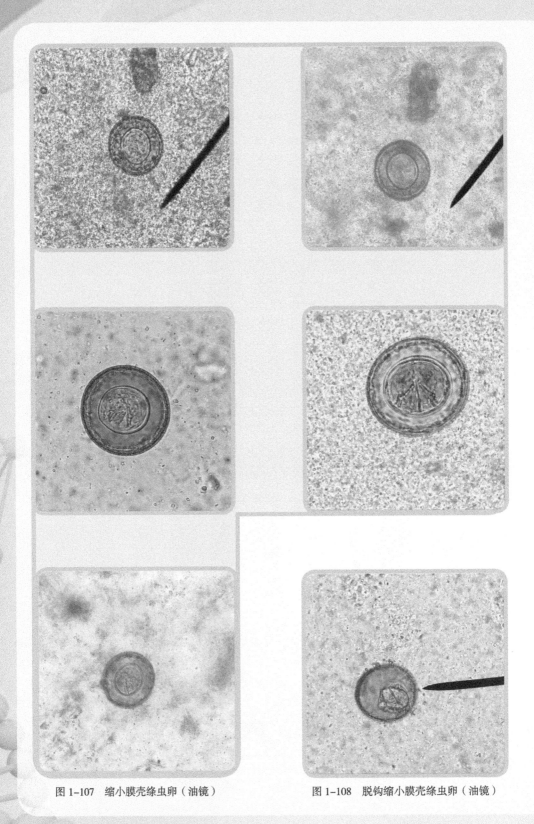

图 1-107　缩小膜壳绦虫卵（油镜）

图 1-108　脱钩缩小膜壳绦虫卵（油镜）

16. 异皮线虫

异皮线虫属于植物线虫中的茎线虫属，常寄生于植物（如马铃薯、萝卜、豆类）的根茎中。人误食这类植物，可能会在粪便中一过性的出现异皮线虫卵。人不是其宿主。异皮线虫对人没有危害性，不在人体内繁殖。

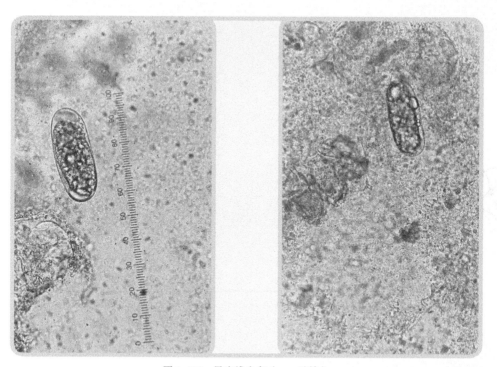

图 1-109 异皮线虫卵（一，油镜）

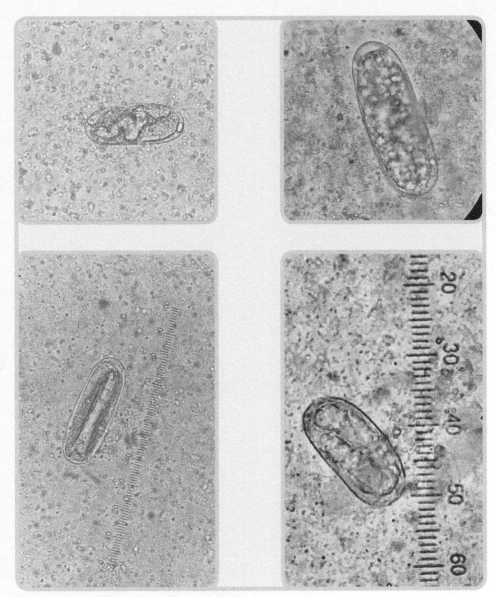

图 1-110 异皮线虫卵（二，油镜）

17. 秀丽隐杆线虫

秀丽隐杆线虫是一种无毒无害、可以独立生存的线虫。秀丽隐杆线虫是一种以细菌为食的线性动物，通身透明，居住在土壤中，属自由生活线虫类，对人没有危害。它生活在温度恒定的环境中，是唯一一种身体中所有细胞能被逐个盘点并各归其类的生物。

（1）形态特征

秀丽隐杆线虫体型小，成体体长仅 1.5 mm，呈蠕虫状，两侧对称，体表有 1 层角质层覆盖物，无分节，有 4 条主要的表皮索状组织及 1 个充满体液的假体腔，基本解剖结构包括口、咽、肠、性腺及胶原蛋白角质层。有雄性及雌雄同体 2 种类别的个体。雄性个体有 1 个单叶性腺、输精管及 1 个特化为交配用的尾部。雌雄同体的个体有 2 个卵巢、输卵管、藏精器及单一子宫。绝大多数个体为雌雄同体，雄性个体数量仅占群体数量的 0.2 %。

（2）生活史

秀丽隐杆线虫可自体受精或双性生殖，自体受精可繁殖 300 ～ 350 个后代，但若与雄虫交配，可产生 1400 个以上的后代。

秀丽隐杆线虫由雌雄同体的个体产卵。卵孵化后会经历 4 个幼虫期（L1 ～ L4）。当族群拥挤或食物不足时，秀丽隐杆线虫会进入另一种幼虫期，叫作 Dauer 幼虫。Dauer 幼虫能对抗逆境且不会老化。

雌雄同体的个体在 L4 期产生精子，并在成虫期产卵。雄性个体能使雌雄同体的个体受精。雌雄同体的个体会优先选择雄性个体的精子。秀丽隐杆线虫在实验室 20 ℃的条件下，平均寿命为 2～3 周，而发育时间只需几天。

（3）临床意义

秀丽隐杆线虫因其遗传背景清楚、个体结构简单、生活史短、基因组测序已完成等，被广泛应用于遗传与发育生物学、行为与神经生物学、衰老与寿命、人类遗传性疾病、病原体与生物机体的相互作用、药物筛选、动物的应急反应、环境生物学和信号传导等研究领域。通过各国科学家的密切合作，线虫研究的资源共享体系为研究人员提供了极大的方便，如由 NIH 资助的线虫种质中心（CGC）贮藏了大量的线虫品系，免费分发给世界各地的研究者，而 AceDB 系统为研究者提供了有关线虫的大量信息。研究人员可以在 NCBI 或 Wormbase 网站上在线比对线虫的 DNA 序列。

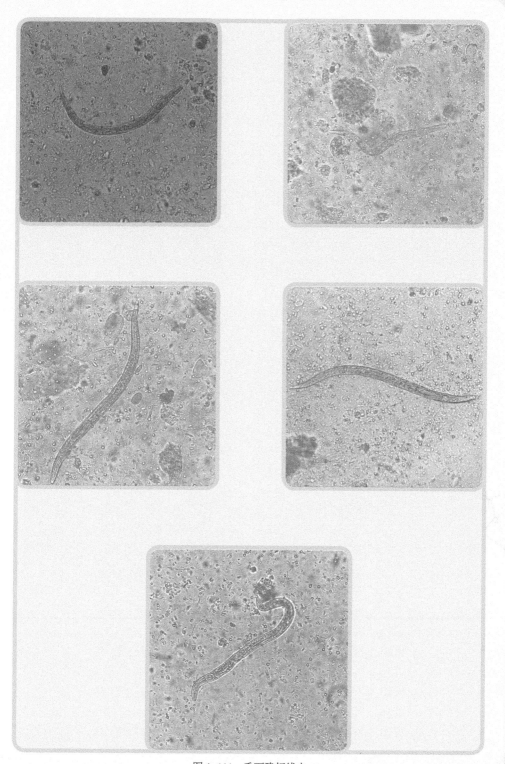

图 1-111　秀丽隐杆线虫

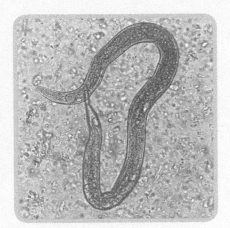

图 1-112 生殖器为双管型的秀丽隐杆线虫

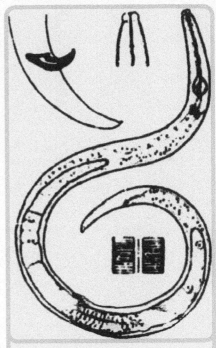

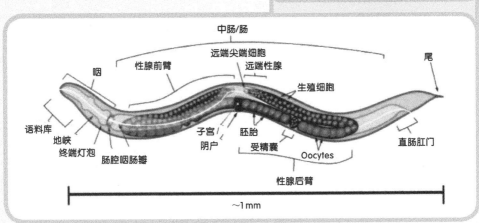

图 1-113 秀丽隐杆线虫模式图

18. 异形吸虫

异形吸虫属于异形科，成虫主要寄生在鸟类及哺乳类动物的小肠中，偶尔寄生于人体，引发异形吸虫病。我国常见的异形吸虫有10多种，报告人体感染的有9种。

（1）形态特征

各种异形吸虫的虫卵形态相似，且与华支睾吸虫卵形态近似，难于鉴别，因此主要以成虫鉴定虫种。

（2）生活史

各种异形吸虫的生活史基本相同，且与华支睾吸虫的生活史相似。

（3）实验室诊断

异形吸虫感染的病原检查主要是通过粪便查找虫卵。

（4）临床意义

异形吸虫的主要防治措施是注意饮食卫生，不吃生的淡水鱼肉和蛙肉，注意粪便管理。治疗药物可选用吡喹酮。

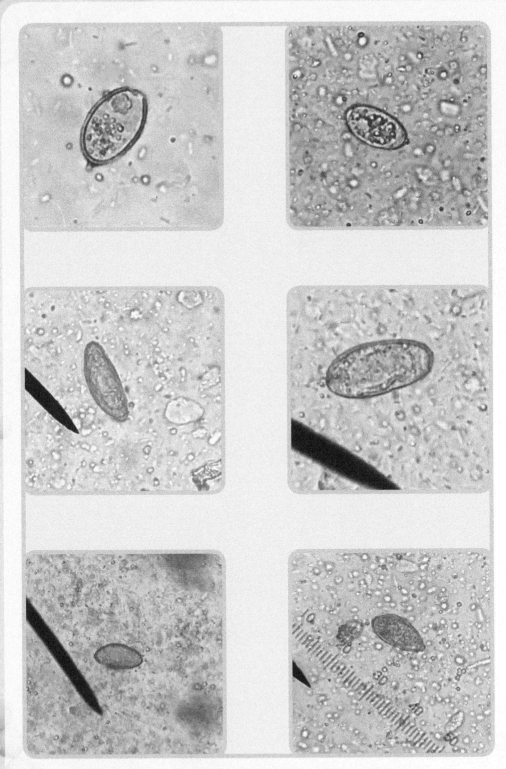

图 1-114 异形吸虫卵（一，油镜）

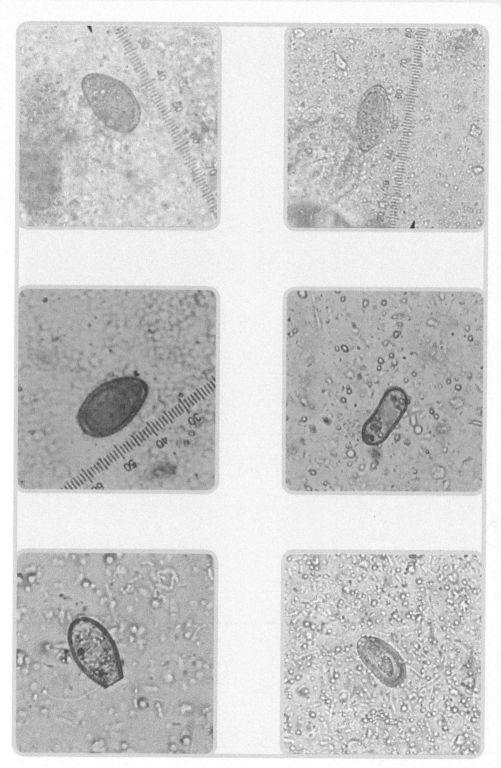

图 1-115 异形吸虫卵（二，油镜）

19. 阴道毛滴虫

　　阴道毛滴虫多呈倒置的梨形、椭圆形或圆形，体积约为白细胞体积的2倍，为（7～32）μm×（5～15）μm，中央可见1个梭形的核，有时核偏位或贴边。虫体顶端有4根鞭毛，后端有1根鞭毛，后鞭毛向后伸展，连接波动膜外缘，但不游离于波动膜之外。波动膜是细胞质延伸形成的极薄的膜状物，较短，位于虫体前半部的一侧，长度不超过虫体长度的1/2。显微镜下可观察到虫体做螺旋式运动。瑞氏染色的阴道毛滴虫胞体呈灰紫色，可见深紫色颗粒，体前有1个染成紫红色的梭形胞核，可观察到鞭毛。革兰氏染色的阴道毛滴虫呈梨形或不规则形，细胞质呈红色泡沫状，可见红色颗粒，核小，呈椭圆形，位于虫体前端。巴氏染色的阴道毛滴虫呈绿色，细胞核偏位，染成深紫色。多见于阴道毛滴虫性阴道炎患者的尿液中。

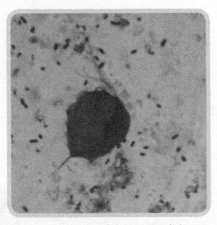

图1-116　瑞氏染色的阴道毛滴虫

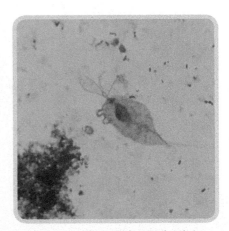

图1-117　革兰氏染色的阴道毛滴虫

第二部分
管型

　　管型是一些有机物或无机物，如蛋白质、细胞、结晶等，在肾小管（远曲小管）和集合管内凝固聚合而成的圆柱状物。

　　管型形成的原因有尿蛋白和 T-H 蛋白浓度升高、尿浓缩和肾小管内环境酸化等。

1. 白细胞管型

　　白细胞管型由退化、变性坏死的白细胞聚集而成，可单独存在或与上皮细胞管型、红细胞管型并存。白细胞占管型腔容积的 1/3 以上，常见内容物为中性粒细胞，可能有脓细胞。白细胞管型在肾脏中滞留时间过长而崩解破坏可形成粗颗粒管型或细颗粒管型。正常人的尿液中无白细胞管型，白细胞管型常见于肾脓肿、急性肾盂肾炎、急性肾小球肾炎、细菌尿伴有尿路感染、间质性肾炎、狼疮性肾炎患者的尿液中。

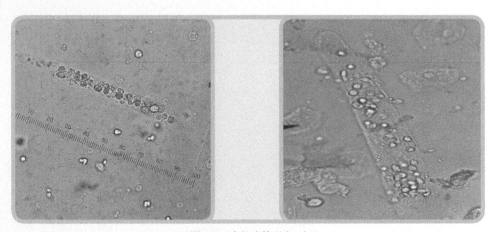

图 2-1　白细胞管型（一）

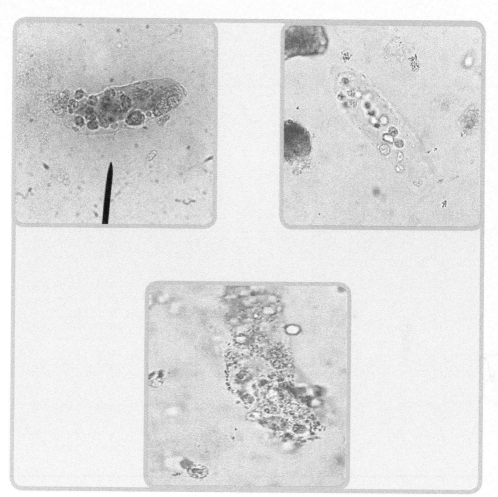

图 2-2　白细胞管型（二）

2. 草酸钙管型

草酸钙管型的管型腔内容物为草酸钙结晶，多表现为透明管型内包裹着结晶。

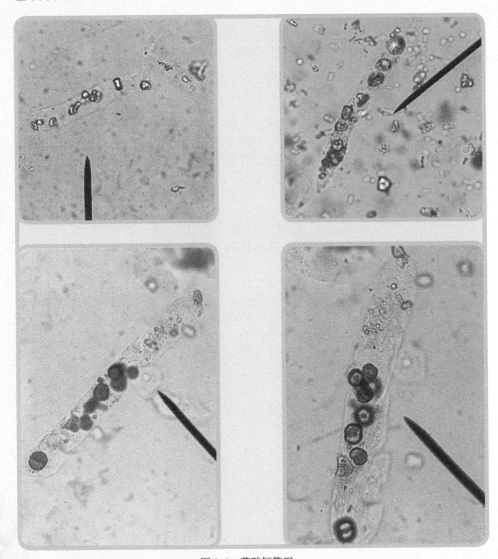

图 2–3　草酸钙管型

3. 颗粒管型

  管型腔内粗细不等的细胞颗粒超过管型腔容积的 1/3 时，该管型为颗粒管型。颗粒管型一般两边平行，两端钝圆或不对称，可断裂。颗粒管型早期多为粗颗粒管型，因在肾小管内滞留时间较长，颗粒被降解逐渐成为细颗粒管型。颗粒管型常与透明管型同时出现。

  尿液中出现大量颗粒管型提示患者出现急性肾功能衰竭，应当做危急值提示临床。

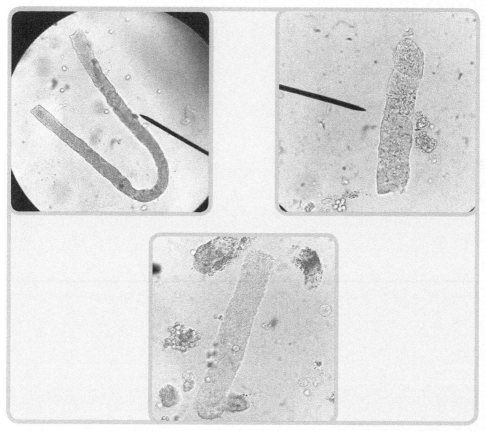

图 2-4 细颗粒管型

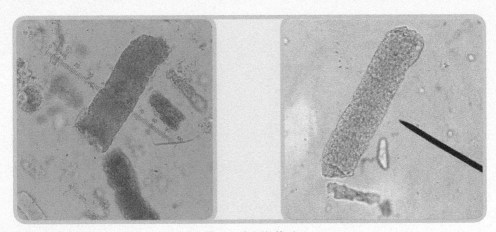

图 2-5　粗颗粒管型

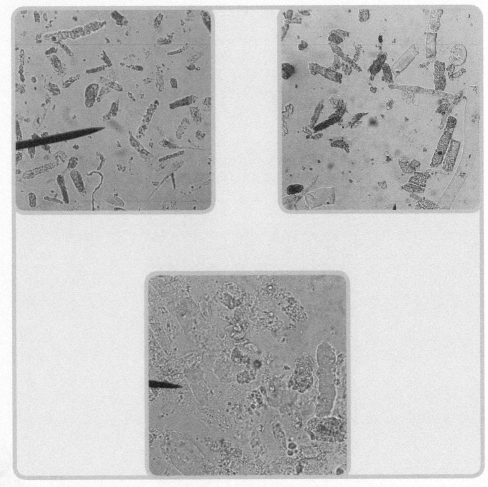

图 2-6　尿液中出现的大量颗粒管型

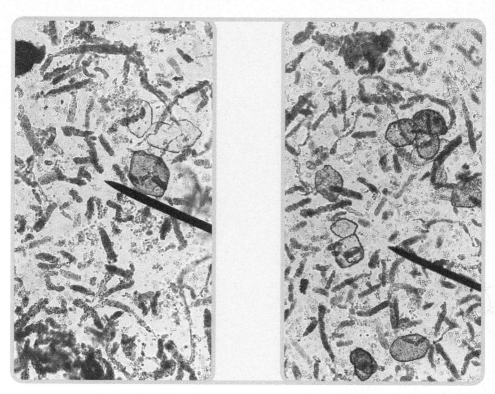

图 2-7　肾小管酸中毒患者的尿液中出现大量颗粒管型和尿酸结晶

4. 胆红素管型

　　胆红素管型多出现于高胆红素尿和黄疸尿。胆红素把管型和细胞染成黄色或深黄色，管型腔内主要是被胆红素染色的细胞，可见黄色胆红素颗粒。

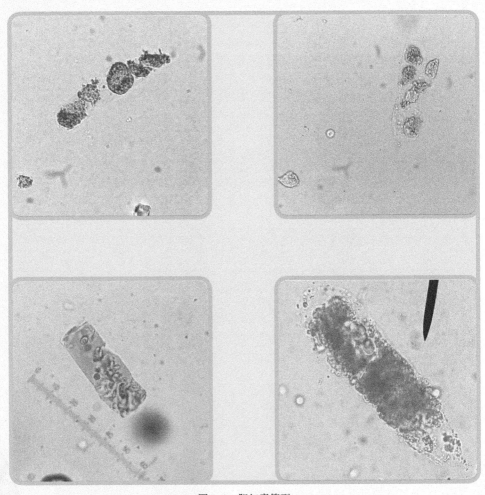

图 2-8　胆红素管型

5. 蛋白管型

　　蛋白管型腔内容物来自清蛋白、IgG、IgA、IgM、C3、纤维蛋白原、结合珠蛋白、转铁蛋白等血浆蛋白的凝集或颗粒管型中的部分颗粒。蛋白管型常见于糖尿病肾病、重症肾病综合征患者的尿液中。

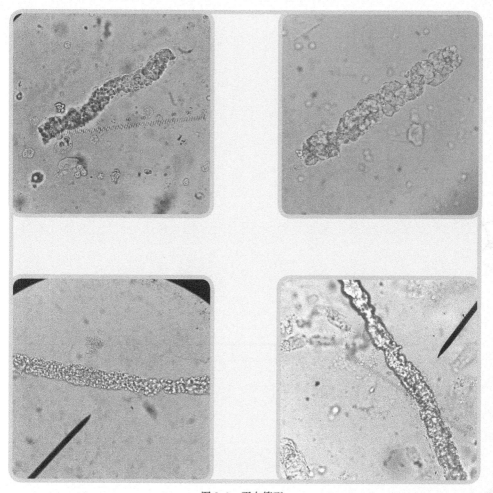

图 2-9　蛋白管型

6. 蜡样管型

蜡样管型可见扭曲和断裂切迹，两端不整齐，可略弯曲折叠，表面光滑，质地厚，折光性强，管型腔内颗粒含量少。蜡样管型是由颗粒管型、细胞管型在肾小管中长期停留变性形成或者直接由淀粉样变性的上皮细胞溶解后形成，也有人认为它是由淀粉性上皮细胞在管型腔内溶解后逐渐形成，或是透明管型在肾小管内停留时间较长演变而成。蜡样管型出现较多常提示肾小管有严重病变，预后较差。

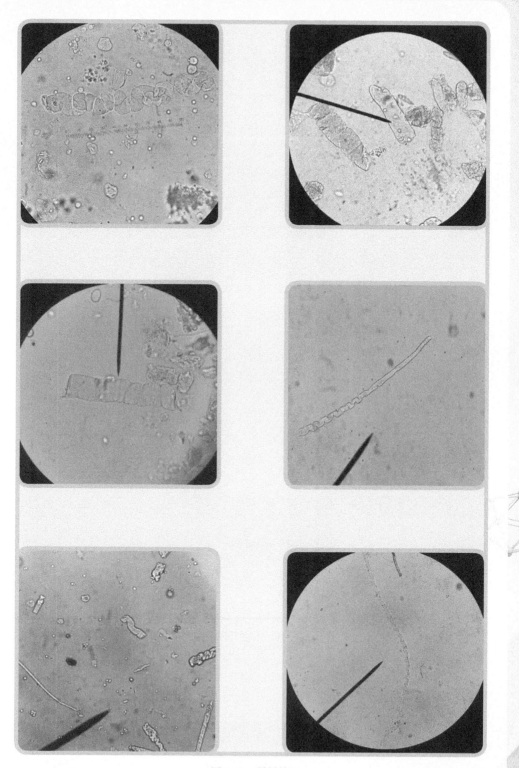

图 2-10 蜡样管型

7. 肾小管上皮管型

肾小管上皮管型是由脱落的肾小管上皮细胞黏附成团，与 TH 蛋白结合而成，或可见脂肪滴，应注意与白细胞管型区别开。肾小管上皮细胞比白细胞略大，形态多变，典型者呈瓦片状排列。不含脂肪滴的肾小管上皮管型多见于急性肾小管坏死、肾淀粉样变性、急性肾小球肾炎等患者的尿液中。含脂肪滴的肾小管上皮管型多见于肾病综合征患者的尿液中。

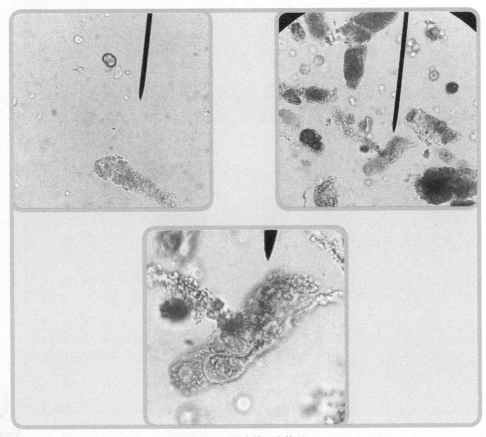

图 2-11　肾小管上皮管型

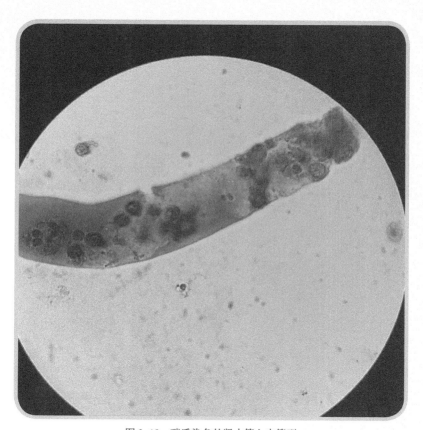

图 2-12 瑞氏染色的肾小管上皮管型

8. 苏丹 III 复粒细胞管型

　　苏丹 III 复粒细胞管型又称脂肪管型，管型腔中的脂肪细胞用苏丹 III 染色呈阳性反应，且管型腔中有复粒细胞。苏丹 III 复粒细胞管型由肾小管上皮细胞脂肪变性、崩解，大量的脂肪滴进入管型腔内而形成。管型腔内可见大小不等、折光性很强的脂肪滴。当脂肪滴较大时，用偏振荧光显微镜检查可见 "马耳他十字"。正常尿液中无苏丹 III 复粒细胞管型，出现该管型提示肾小管损伤、肾小管上皮细胞脂肪变性。该管型可见于亚急性肾小球肾炎、慢性肾小球肾炎、中毒性肾病等患者的尿液中，尤多见于肾病综合征患者的尿液中。

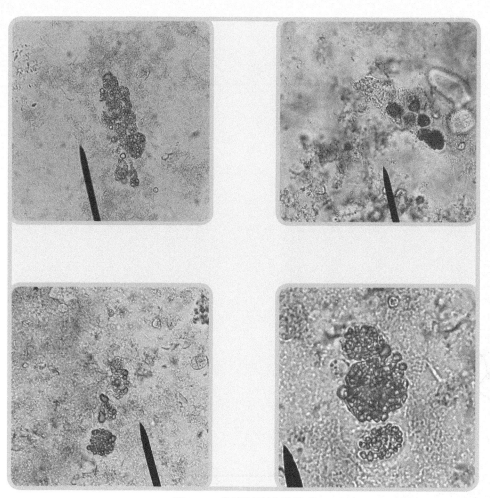

图 2-13　苏丹Ⅲ复粒细胞管型

9. 复粒细胞管型

　　复粒细胞管型腔中的复粒细胞由肾小管上皮细胞脂肪变性产生，此类细胞常出现于高烧和术后患者体内，属于应激反应的产物。复粒细胞有核且居中，有脂肪颗粒、脂肪滴覆盖。

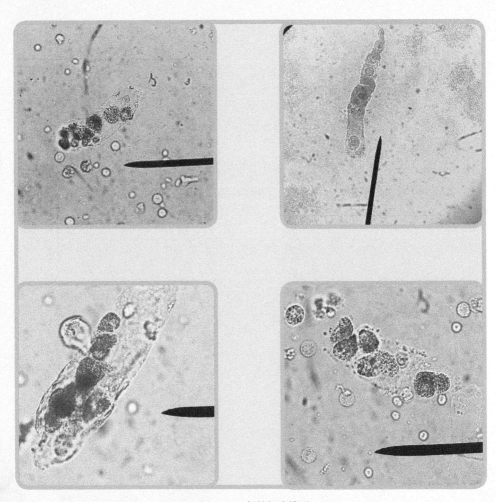

图 2-14　复粒细胞管型

10. 红细胞管型

　　红细胞管型腔内容物以红细胞为主，管型腔内可见大小不等的红细胞及红细胞碎片。正常人的尿液中无红细胞管型和血红蛋白管型，出现红细胞管型常提示肾脏出血病变。该管型常见于急性肾小球肾炎、慢性肾小球肾炎急性发作、肾出血、肾充血、系统性红斑狼疮、急性肾小管坏死、肾脏移植排斥反应等患者的尿液中。

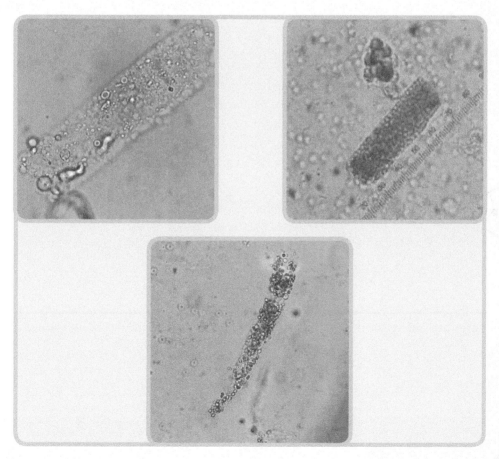

图 2-15　红细胞管型

11. 血液管型

　　溶血或红细胞管型在尿路中停留时间过长，造成管型腔中的红细胞破碎并逐渐质化，血红蛋白被释放出来，形成红色或棕红色的血液管型或血红蛋白管型。血液管型的管型腔内血红蛋白浓集，见于肾脏出血性疾病或输血时因血型不合造成溶血反应患者的尿液中，也见于肾脏移植排斥反应患者的尿液中。

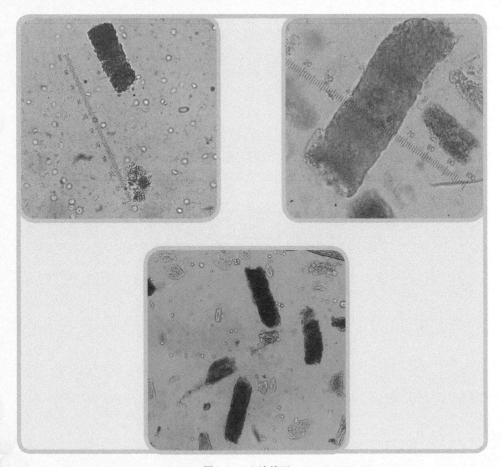

图 2-16　血液管型

同一管型腔内同时出现 2 种及 2 种以上成分的管型即为混合管型或复合管型，管型腔内常见白细胞和红细胞，不易辨认时可统称细胞管型。

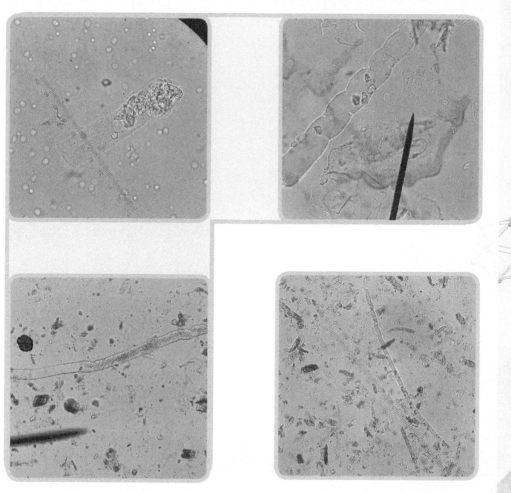

图 2-17　混合管型　　　　　　　　　　图 2-18　细长混合管型

13. 颗粒转蜡样管型

　　蜡样管型可由细颗粒管型衍化而来。该管型虽然已呈蜡样改变，但仍含有较多颗粒，且颗粒含量超过管型腔容积的 1/3，可以认为是颗粒管型到蜡样管型的过渡阶段，称为颗粒转蜡样管型或颗粒性蜡样管型，常见于慢性肾炎患者的尿液中。

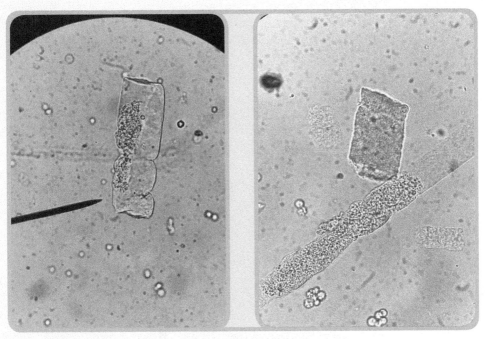

图 2-19　颗粒转蜡样管型

亮氨酸结晶是酸性尿液中的一种结晶，多在组织急剧破裂时，因蛋白质代谢异常，肝脏脱氨基作用不全而在尿液中出现，常与酪氨酸结晶同时存在。该结晶呈淡黄色小球状、折光性强、有辐射纹与同心纹，临床可见于急性磷和氯仿中毒、急性肝坏死、白血病等患者的尿液中。管型腔中含有此结晶的管型称为亮氨酸管型。

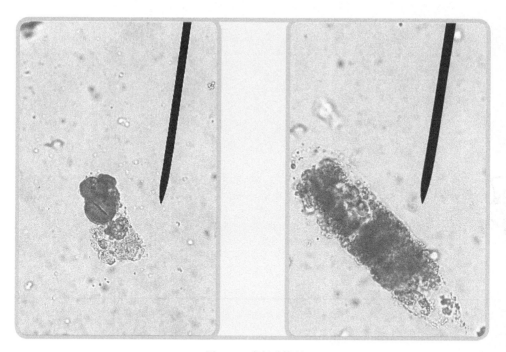

图 2-20　亮氨酸管型

15. 嵌套管型

嵌套管型由2个或2个以上的管型相互嵌套或包裹在一起，各自有相对独立的边缘及内容物，管型腔内容物可一致也可不一致。下图为颗粒管型嵌入较宽大的透明管型，见于慢性肾功能衰竭患者的尿液中。

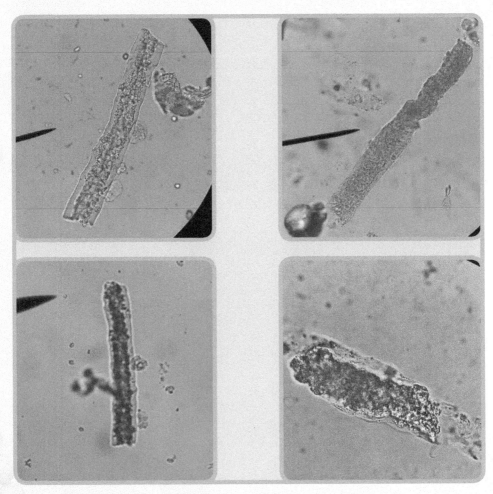

图2-21 嵌套管型（一）

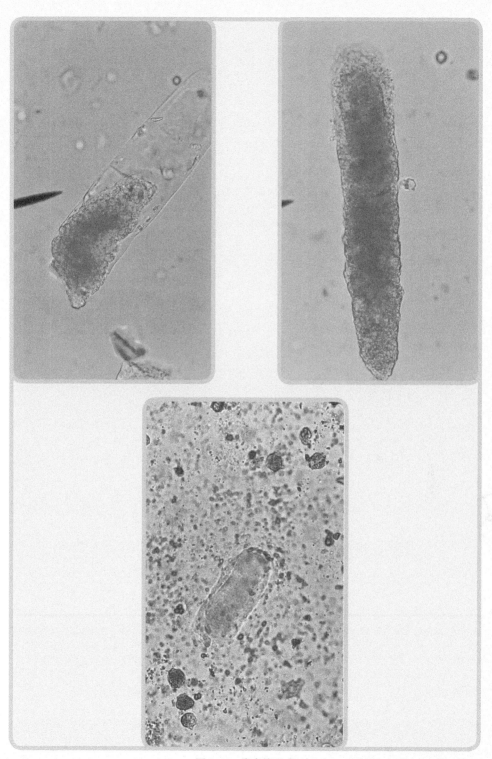

图 2-22　嵌套管型（二）

16. 重叠管型

　　2个或多个重叠在一起的管型为重叠管型。因肾病综合征患者尿液中的蛋白质含量增加，肾小管酸化并分泌 T–H 蛋白而形成。

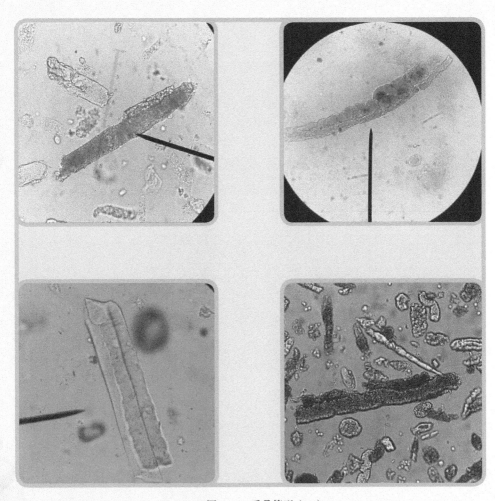

图 2-23　重叠管型（一）

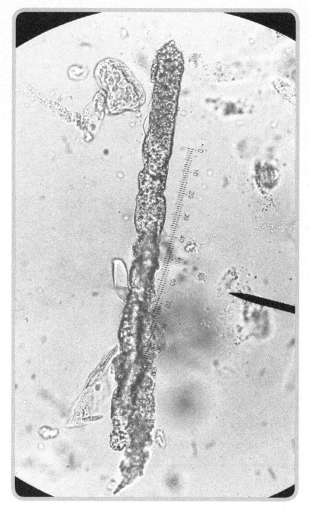

图 2-24　重叠管型（二）

17. 透明管型

　　透明管型质地薄、无色、半透明、表面光滑，有时可黏附少许颗粒或细胞。透明管型折光性较差，易漏检，需多注意。透明管型在老年人的晨尿中常见，在正常人的晨尿中偶见，量少时属于生理性管型。在剧烈运动、发热、心脏功能不全时透明管型含量增多。急慢性肾小球肾炎、急性肾盂肾炎、肾病综合征、肾瘀血、高血压病等也会导致透明管型含量增多。

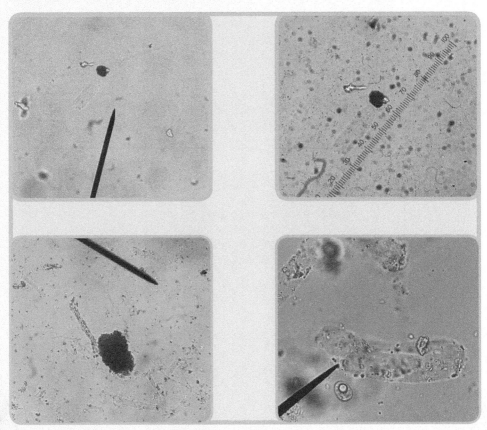

图 2-25　透明管型

假管型为非晶形尿酸盐、磷酸盐等形成的圆柱体，外形与管型相似，但无管型的基质，边缘不整齐，两端破碎。其颗粒粗细不等，色泽发暗，加热或加酸后即消失（真管型加热或加酸后不变）。

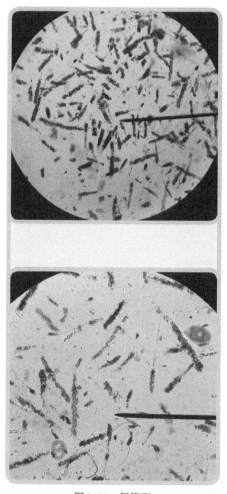

图 2-26　假管型

19. 宽大管型

　　宽大管型来自破损扩张的肾小管、集合管或乳头管。多数宽大管型是由颗粒管型和蜡样管型演变而来，但也可由其他管型演变而成。其宽度可达 50 μm 以上，是一般管型的 2～6 倍，既宽又长，可横跨整个视野，不规则，易折断，有时扭曲。正常尿液中无宽大管型，宽大管型见于重症肾病、急性肾功能衰竭、多尿早期、慢性肾炎晚期尿毒症患者的尿液中，表示预后不良，故又称肾衰管型。

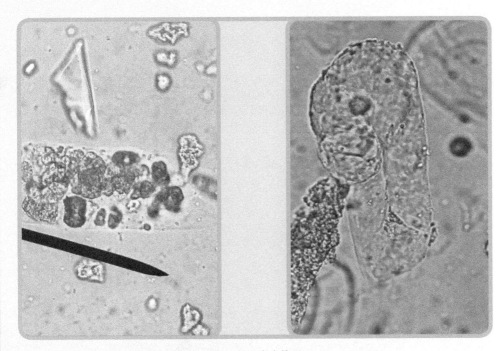

图 2-27　宽大管型

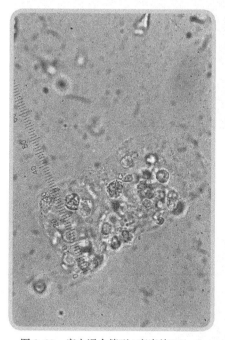

图 2-28　宽大混合管型（宽度约 75 μm)

注：按照当前的专家共识，宽度大于 40 μm 的管型属于宽大管型。图中管型占据标尺的 30 个小格（标尺长 1 cm，共 100 个小格），约 30000 μm，除以放大倍数（400）倍，计算得出该管型实际宽度约 75 μm。

20. 上皮细胞管型

上皮细胞管型是由肾小管内层剥落的上皮细胞包含或黏附透明管型而形成。上皮细胞的特点是细胞核大而圆，细胞质较少。上皮细胞管型可见于急性肾小管坏死、毒物（如汞、二甘醇或水杨酸盐）摄入患者的尿液中。在这些情况下，成团或成片的上皮细胞有可能同时脱落，脱落数量取决于损伤的程度和范围。巨细胞病毒和肝炎病毒亦可造成上皮细胞死亡。

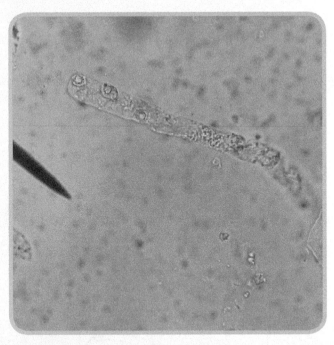

图 2-29　上皮细胞管型

第三部分
结晶

　　消化食物产生的酸性产物，与钙、镁、铵等离子结合生成各种无机盐及有机盐，再通过肾小球过滤、肾小管吸收及分泌，排入尿中形成结晶。结晶的形成与尿液的 pH 值、温度、结晶物质及胶体物质的浓度和溶解度有关。

草酸钙结晶为无色、方形、有光泽的八面体，有时呈菱形，偶见与红细胞相似的哑铃形或饼状。草酸钙结晶属正常代谢产物，但在新鲜尿液中伴随红细胞大量出现，同时有肾或膀胱的刺激症状，则多为肾或膀胱结石的征兆。尿路结石约有 90% 为草酸钙结晶。

二水草酸钙结晶呈方形且具对角线，为信封状或八面体状，两条交叉十字线具高光性。二水草酸钙结晶为常见的生理性结晶，但大量出现可导致尿路结石。

小圆球形草酸钙结晶边缘厚实，中间凹陷，有放射状条纹，有一裂隙通向一侧，外形似球形，外周有明显的切割线，呈深黄色，多见于黄疸尿。

椭圆形单水草酸钙结晶折光性强，易聚集成团，属生理性结晶，但长期大量出现可导致尿路结石，可与二水草酸钙结晶同时出现。

红细胞样草酸钙结晶形态与红细胞类似，应注意区分。

形状类似于运动场跑道的平行四边边形草酸钙结晶，中间可见单独或重叠出现的片状结构，内部层次立体，为较少见的草酸钙结晶。

草酸钙结晶加热至 60 ℃不溶解，加醋酸、氢氧化钾及氯仿均不溶解，加盐酸溶解。

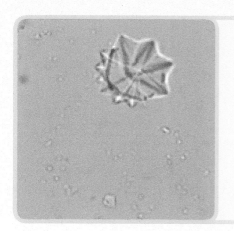
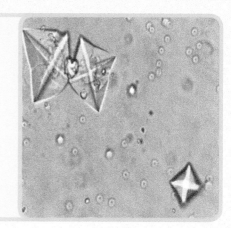

图 3-1　二水草酸钙结晶

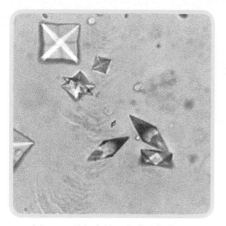

图 3-2　叠起来的二水草酸钙结晶

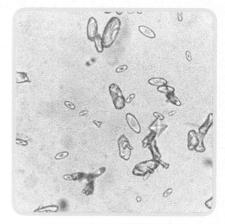

图 3-3　捆草形草酸钙结晶

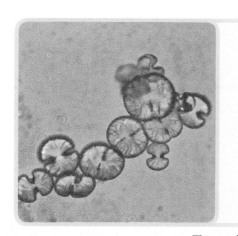
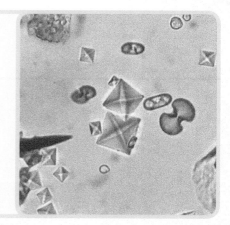

图 3-4　小球形草酸钙结晶

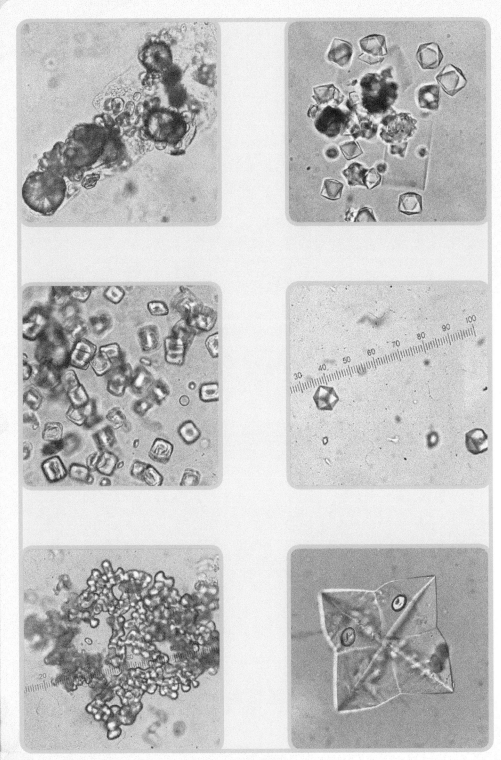

图 3-5　草酸钙结晶（一）

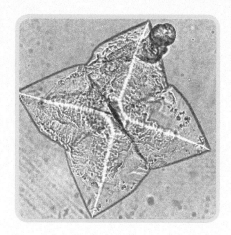
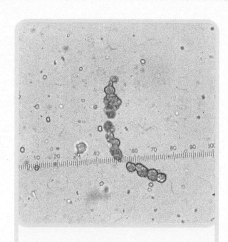

图 3-6　草酸钙结晶（二）

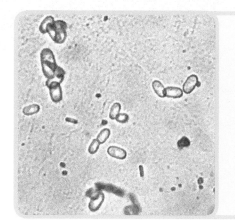
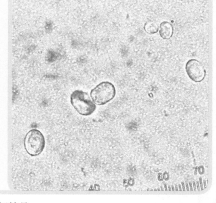

图 3-7　椭圆形草酸钙结晶

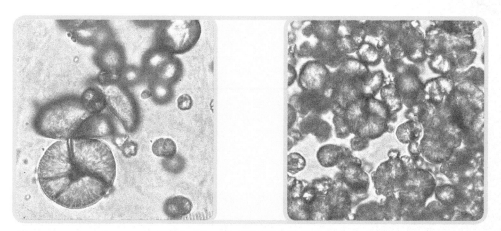

图 3-8　球形草酸钙结晶

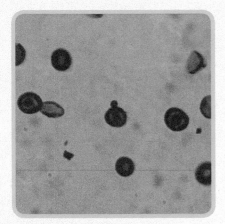

图 3-9　瑞氏染色后的草酸钙结晶

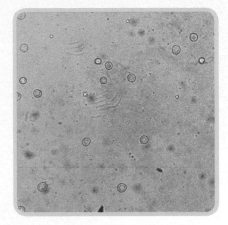

图 3-10　红细胞样草酸钙结晶

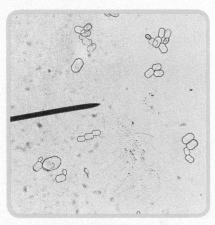

图 3-11　平行四边形草酸钙结晶

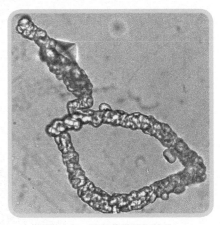

图 3-12　链条状草酸钙结晶

　　胆红素是血红蛋白的代谢产物。尿液中出现胆红素结晶可能由病理性因素造成。胆红素结晶属于病理性结晶，可溶于碱性溶液、丙酮、氯仿和酸，不溶于酒精和乙醚；加硝酸后被氧化成胆绿素而呈绿色。

　　胆红素结晶可呈块状或颗粒状，也可呈针尖状，黄色，氧化时可呈非结晶体色素颗粒。胆红素结晶常见于酸性尿液中，见于黄疸、肝癌、肝硬化和有机磷中毒患者的尿液中。

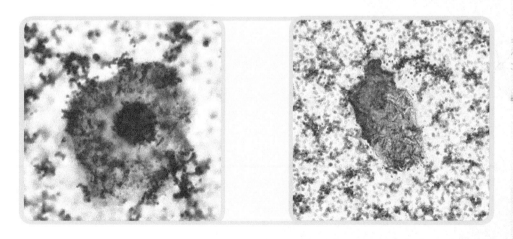

图 3-13　针尖状胆红素结晶

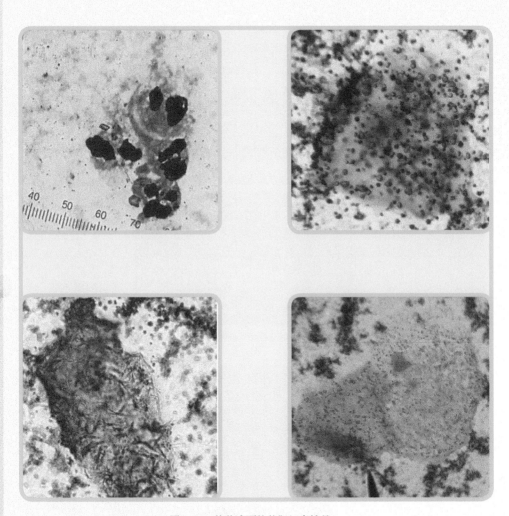

图 3-14　块状或颗粒状胆红素结晶

3. 磷酸铵镁结晶（三联磷酸盐）

　　磷酸铵镁结晶（三联磷酸盐）具多种形态，呈方柱形、信封状、屋顶状等，无色，具有很强的折光性，为生理性结晶，来源于食物和有机体代谢，若在尿液中长期出现则考虑有磷酸盐结石。加热至60 ℃不溶解，加氢氧化钾及氯仿不溶解，加醋酸和盐酸溶解。

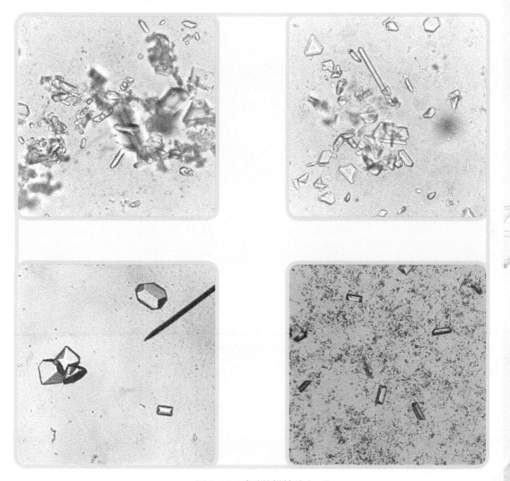

图3–15　磷酸铵镁结晶（一）

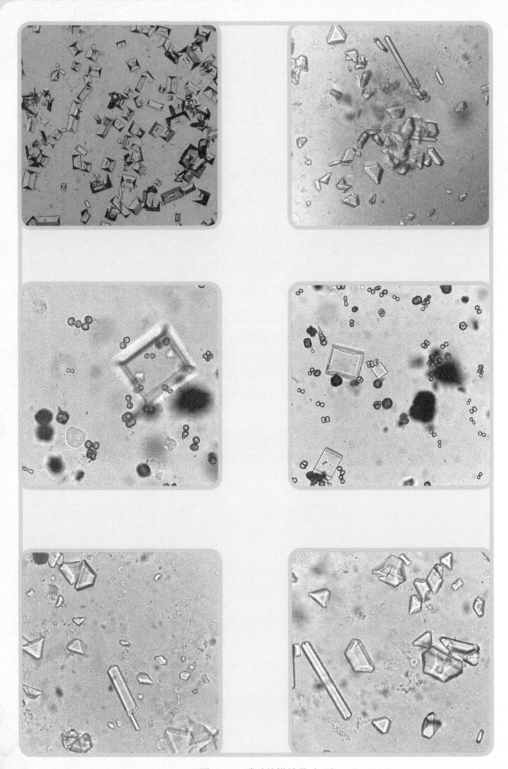

图 3-16　磷酸铵镁结晶（二）

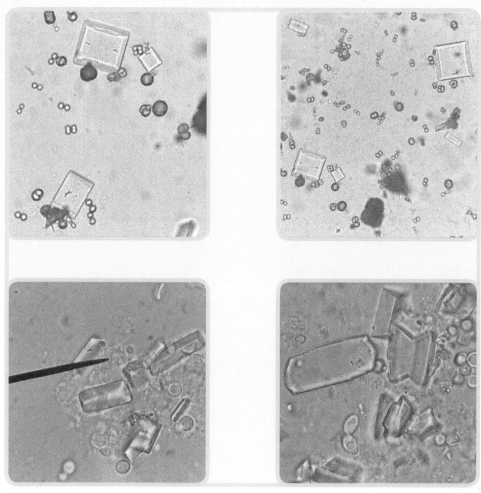

图 3-17　磷酸铵镁结晶（三）

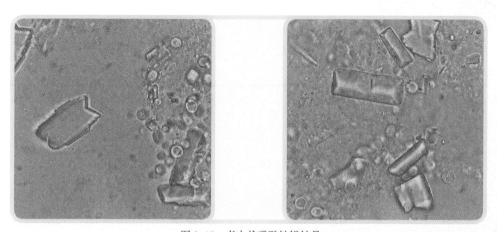

图 3-18　书本状磷酸铵镁结晶

4. 磷酸钙结晶

　　磷酸钙结晶是尿液中出现的以磷酸钙为主要成分的结石晶体，在弱碱性、中性、弱酸性尿液中以非结晶形、颗粒状、片状等形式出现，常见排列成星状或束状的无色三棱形。

　　板状磷酸钙结晶无色或呈灰白色，结晶较大，呈无规则片状，表面常附着颗粒，常漂浮于尿液表面，似泡沫。与退化的鳞状上皮细胞相似，应注意区分。星状或束状磷酸钙结晶常见于弱酸性尿液和中性尿液中。如尿液中长期出现大量磷酸钙结晶应考虑甲状旁腺功能亢进、肾小管性酸中毒、长期卧床骨质脱钙等。

　　磷酸钙结晶加热至 60 ℃不溶解，加氢氧化钾及氯仿均不溶解，加醋酸和盐酸溶解。

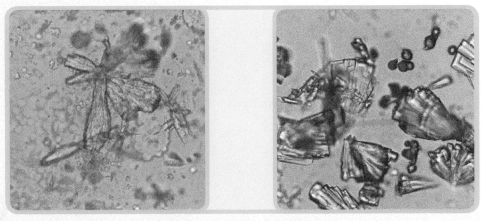

图 3-19　星状或束状磷酸钙结晶

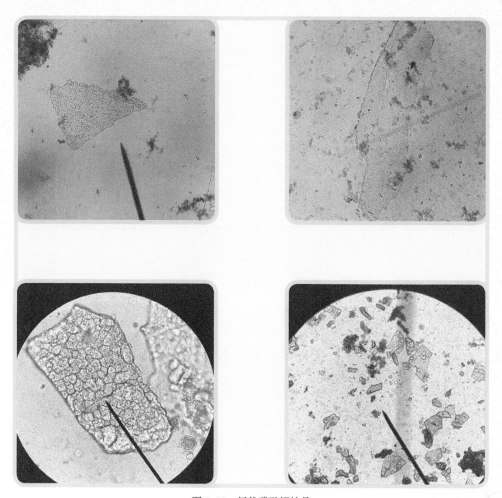

图 3-20 板状磷酸钙结晶

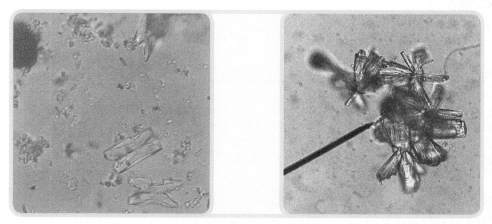

图 3-21 磷酸钙结晶（一）

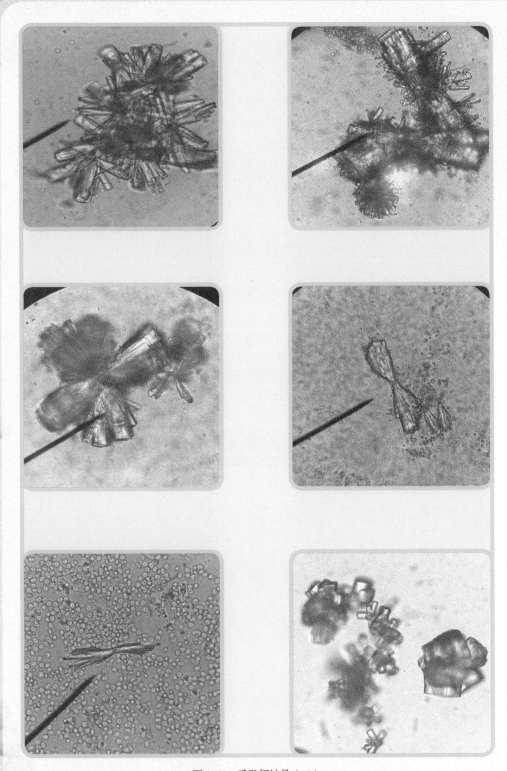

图 3-22　磷酸钙结晶（二）

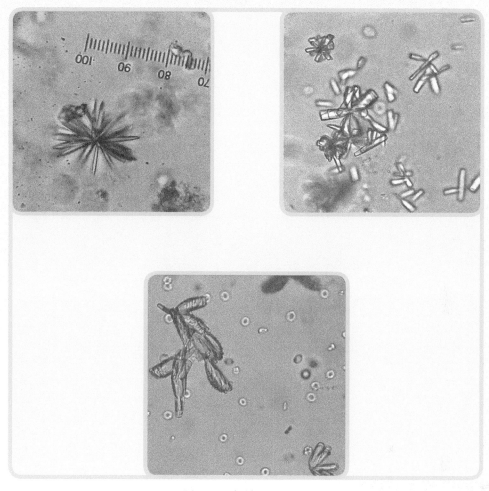

图 3-23　磷酸钙结晶（三）

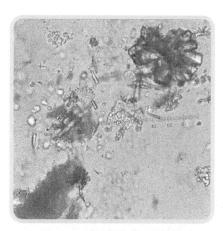

图 3-24　菊花瓣状磷酸钙结晶

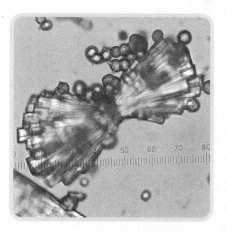

图 3-25　磷酸钙结晶和尿酸铵结晶

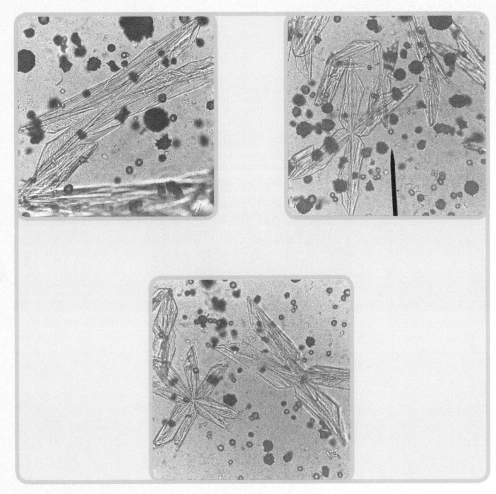

图 3-26　剪刀状磷酸钙结晶

尿酸铵结晶呈黄色，不透明，形状有球形、哑铃形、树根状等，常见于陈旧尿液中，一般无临床意义，如在新鲜尿液中大量出现则提示膀胱细菌感染。尿酸铵结晶是碱性尿液中唯一可见的尿酸盐结晶，加热至 60 ℃可溶解，加氢氧化钾、盐酸均可溶解，加浓盐酸可转化为尿酸结晶。

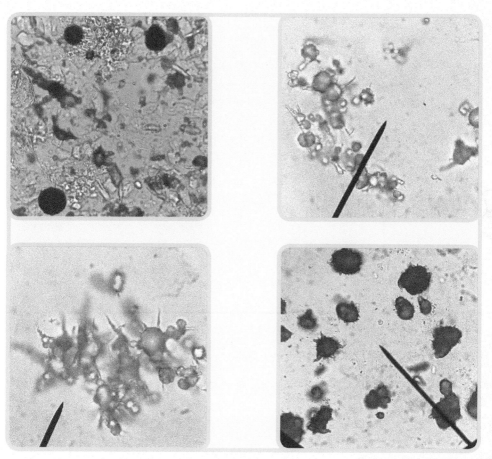

图 3-27　尿酸铵结晶（一）

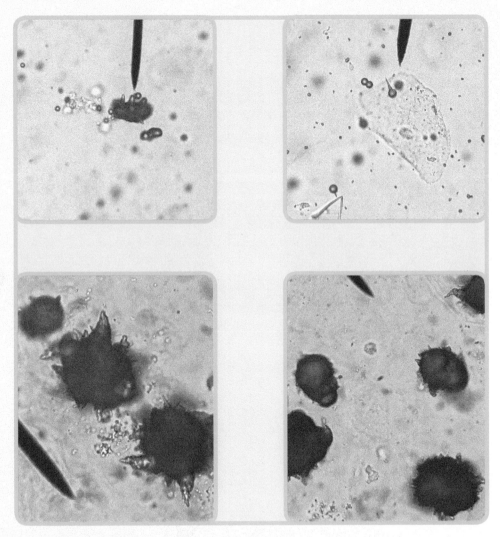

图3-28　尿酸铵结晶（二）

尿酸结晶在尿液中呈黄色、暗棕色，形状有三棱形、哑铃形、蝴蝶形及不规则形。正常情况下，多食嘌呤含量高的动物内脏可使尿液中尿酸浓度增加，从而导致尿酸结晶数量增多。大量尿酸结晶沉淀于肾小管及间质中可引发高尿酸肾病及尿酸结石。尿酸浓度增加亦见于急性痛风症、儿童急性发热、慢性间质性肾炎等患者。

尿酸结晶加热至 60 ℃不溶解，加氢氧化钾可溶解，加醋酸、盐酸、氯仿均不溶解。

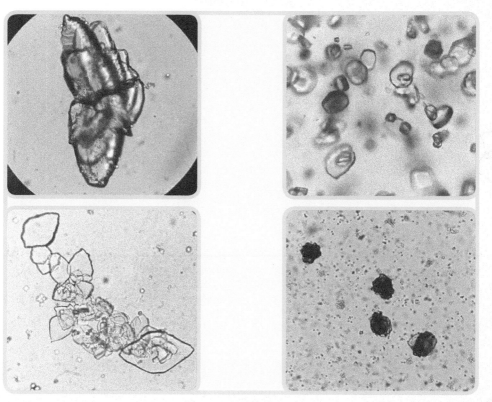

图 3-29 尿酸结晶（一）

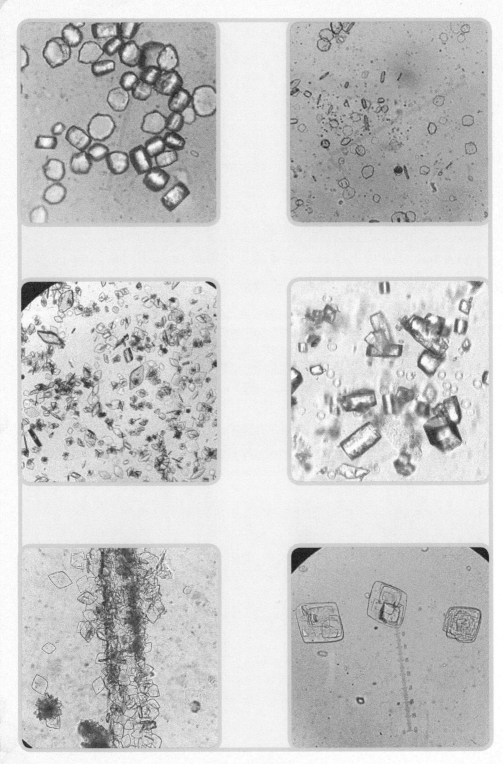

图 3-30　尿酸结晶（二）

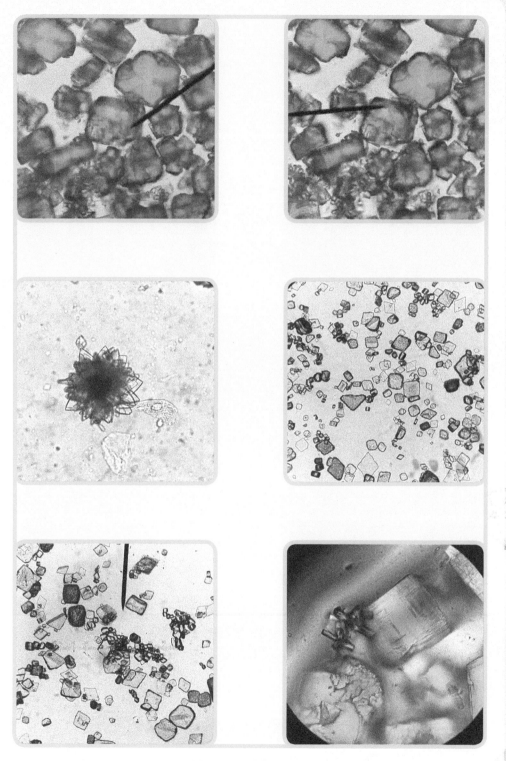

图 3-31　尿酸结晶（三）

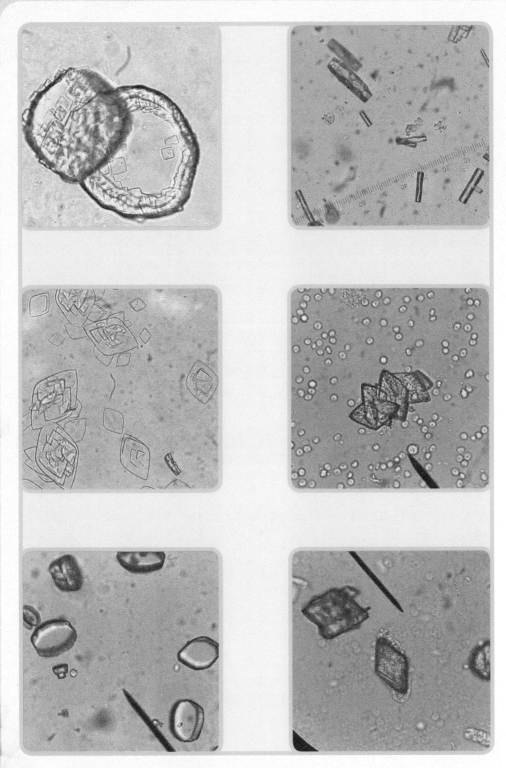

图 3-32　尿酸结晶（四）

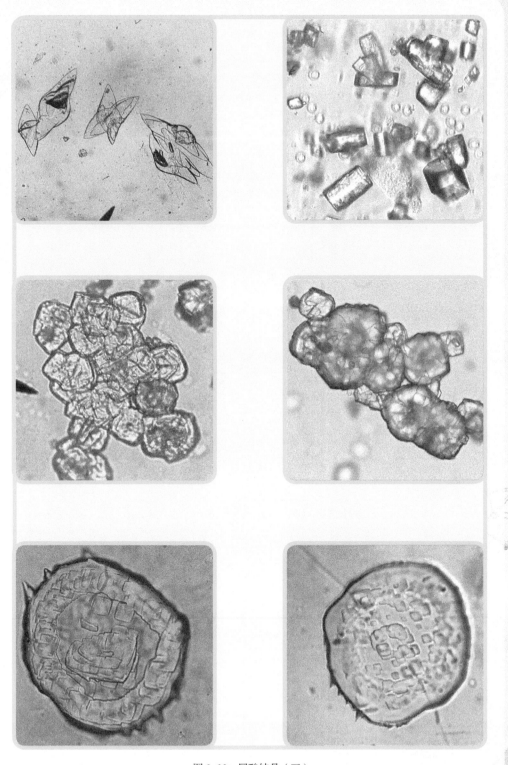

图 3-33　尿酸结晶（五）

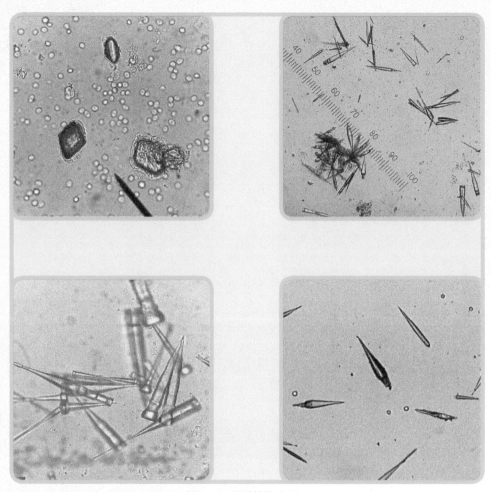

图 3-34　尿酸结晶（六）

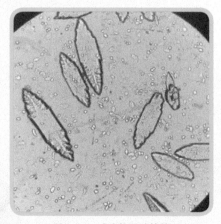

图 3-35　叶片状尿酸结晶

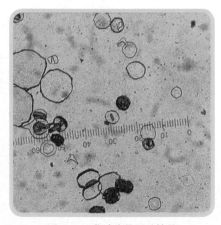

图 3-36　薄玻璃状尿酸结晶

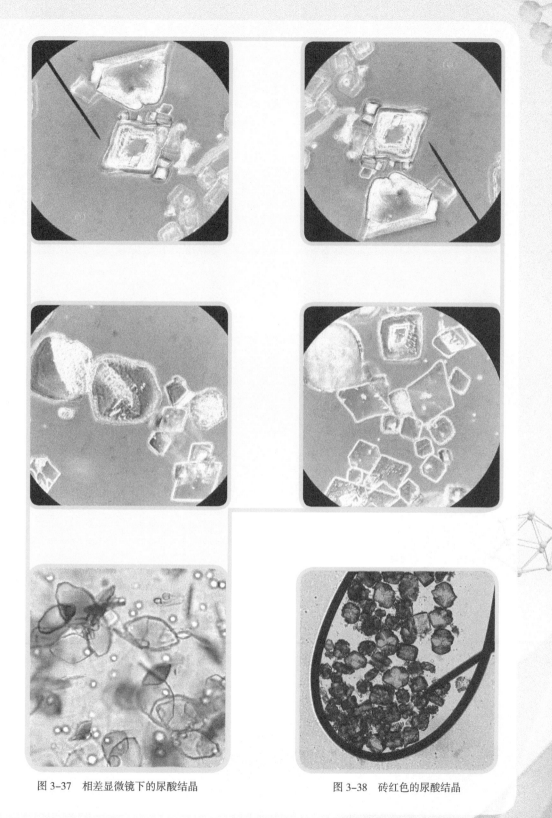

图 3-37　相差显微镜下的尿酸结晶

图 3-38　砖红色的尿酸结晶

7. 尿酸钠结晶

  尿酸钠结晶无色或呈淡黄色，杆状或细棱柱状，大小不等，可单独呈针状出现或交叉、成束呈交叉、放射状出现，常出现于强酸尿中。

  尿酸钠结晶加热至 60 ℃可溶解，在盐酸中可以转化为尿酸。

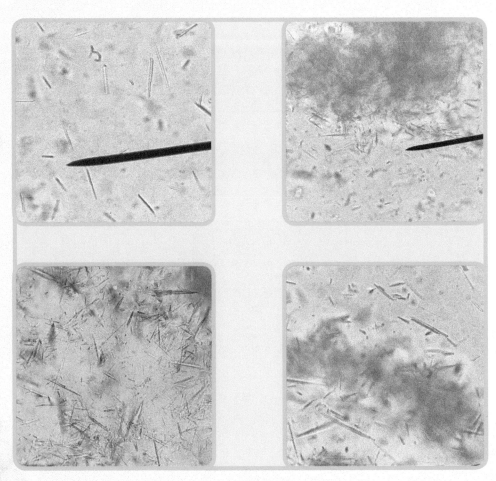

图 3-39　尿酸钠结晶

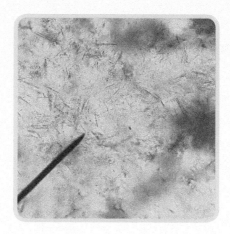

图 3-40　关节液里的尿酸钠结晶

8. 碳酸钙结晶

　　碳酸钙结晶呈小球形或哑铃形，常与磷酸盐同时出现。多个小球形碳酸钙结晶聚集在一起呈棕黄色。

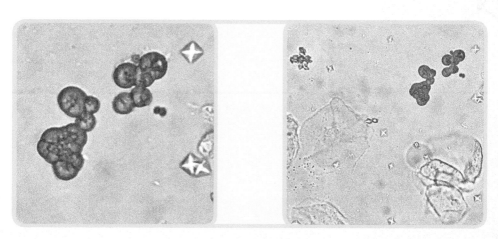

图 3-41　碳酸钙结晶

9. 胆固醇结晶

　　胆固醇结晶呈缺角的长方形或正方形，为薄片状，无色透明，似碎玻璃，常漂浮于尿液表面，可见于膀胱炎、肾盂肾炎或有乳糜尿患者的尿液中，偶见于脓尿患者的尿液中。

　　胆固醇结晶可溶于氯仿、乙醚和沸腾的酒精，不溶于常温酒精。

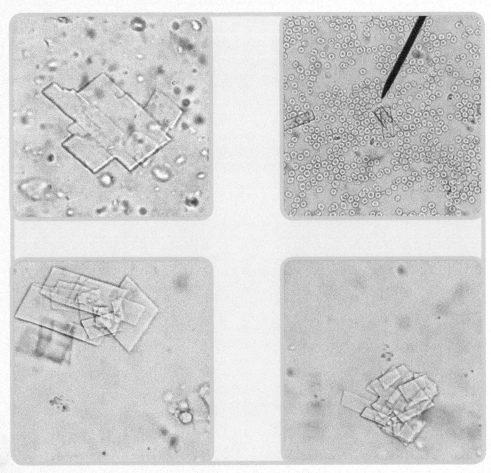

图 3-42　胆固醇结晶（一）

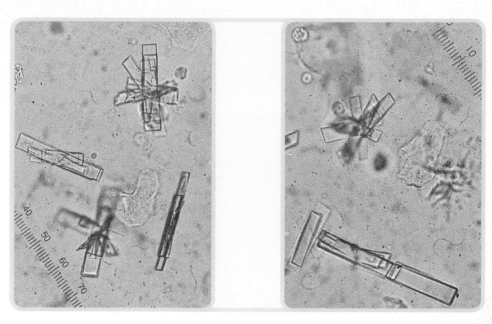

图 3-43　胆固醇结晶（二）

10. 胱氨酸结晶

胱氨酸结晶是蛋白质分解的产物，为无色六边形薄片样结晶，边缘清晰，折光性强。尿液中加 1 滴稀硫酸及 1 滴卢戈氏碘液，若出现蓝色或绿色反应即可确认存在胱氨酸结晶。

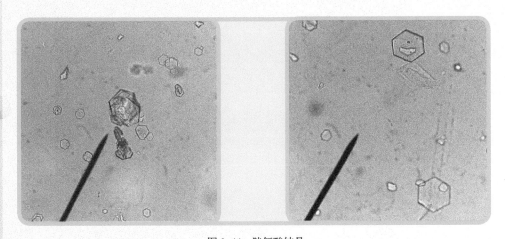

图 3-44　胱氨酸结晶

　　亮氨酸结晶为病理性结晶，为蛋白质分解产物，呈淡黄色或褐色，小球形或油滴状，并有同心圆或密集辐射状条纹，折光性强，见于组织大量坏死（如急性重型肝炎）患者的尿液中，常与络氨酸结晶同时存在。

　　亮氨酸结晶不溶于盐酸，溶于乙酸，加热不还原，亮氨酸试验成蓝色反应。

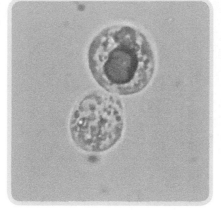

图 3-45　吞噬细胞内的亮氨酸结晶

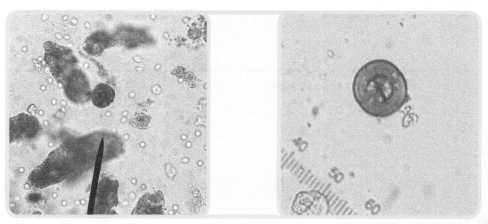

图 3-46　亮氨酸结晶

除前文所述结晶外，其他常见结晶包括夏科雷登结晶、扎喷酸葡胺（造影剂）结晶等。

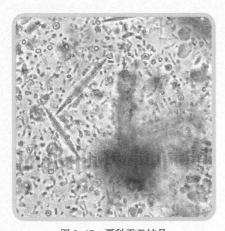

图 3-47　夏科雷登结晶

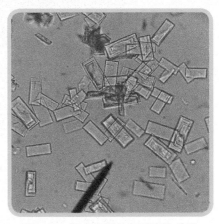

图 3-48　扎喷酸葡胺（造影剂）结晶

第四部分
细胞

1. 红细胞

尿红细胞是由于泌尿系统（如肾脏、膀胱、输尿管）出血，血液进入尿液导致尿液中出现红细胞的一种疾病。这种尿液标本称为血尿，分为肉眼血尿和显微镜下血尿。肉眼血尿是肉眼即可看出呈血色的尿液。尿液并无血色，但置于显微镜下观察时每高倍视野出现不少于3个红细胞的尿液为显微镜下血尿。排肉眼血尿者比排镜下血尿者出血量大，病情更为严重。

尿畸形红细胞产生的原因有2种，一种为尿红细胞通过病变的肾小球滤过膜时受到物理性损伤；另一种为尿红细胞在流经肾小管时受到尿液的 pH 值、渗透压及尿酶、尿素等化学因素的影响。

为了减少检验人员主观造成的误差，Tomita 等将尿红细胞分为5种肾小球性红细胞（G1 ～ G5）、5种非肾小球性红细胞（N1 ～ N5）和未能分类的红细胞。

肾小球性红细胞的特点是红细胞内血红蛋白逸出，形成芽孢或细胞膜皱缩，细胞变小。G1 细胞为带 1 个以上的芽孢的炸面包圈状红细胞，G2 细胞为带 1 个以上芽孢的球形红细胞，G3 细胞为表面凹凸不平的炸面包圈状红细胞，G4 细胞为酵母样红细胞，G5 细胞为明显缩小的红细胞。

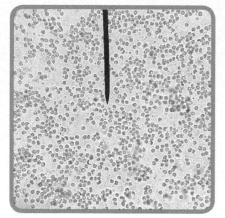

图 4-1　肾小管性的畸形红细胞

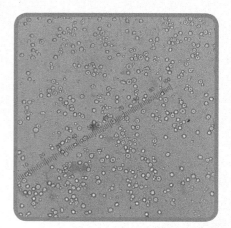

图 4-2　肾小球性的 G 红细胞

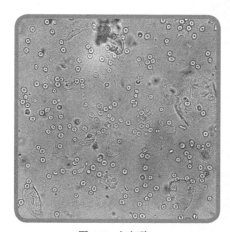

图 4-3　红细胞

2. 白细胞

　　检查尿液中的白细胞有助于泌尿系统感染的早期排查及辅助诊断，用于一般体检及尿疼痛不适者、尿液异常者的检查。新鲜尿液中的白细胞结构完整，以中性粒细胞为主，亦可有淋巴细胞和单核细胞。在炎症过程中被破坏或死亡的中性粒细胞形态多不规则，结构模糊，易聚集成团，成为脓细胞。

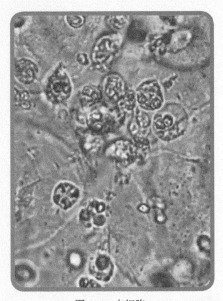

图4-4　白细胞

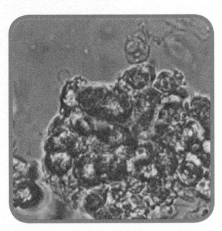

图4-5　脓细胞

　　吞噬细胞分为小吞噬细胞和大吞噬细胞。小吞噬细胞来自中性粒细胞，多吞噬细菌、红细胞等中等微型物体。大吞噬细胞来自单核细胞，又称巨噬细胞。大吞噬细胞体积约为白细胞体积的 2～3 倍，一般呈圆形或椭圆形，边缘不整齐，细胞核呈肾形或类圆形，结构细致，稍偏位；细胞质丰富，可见白细胞碎片、脂肪滴、精子、颗粒状物体等，有时还可见空泡及伸出的阿米巴样伪足。

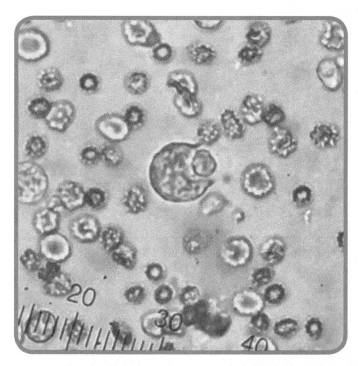

图 4-6　正在吞噬红细胞和皱缩红细胞的小吞噬细胞

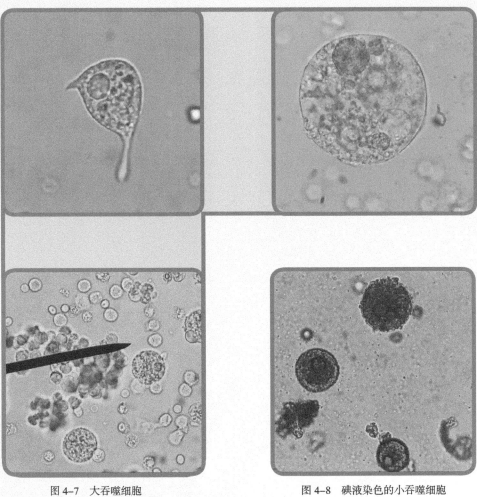

图 4-7　大吞噬细胞　　　　　　　　　　图 4-8　碘液染色的小吞噬细胞

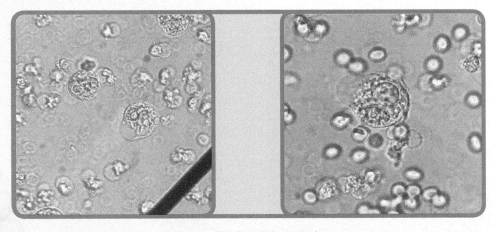

图 4-9　伸出伪足的大吞噬细胞

4. 线索细胞

线索细胞是阴道鳞状上皮细胞黏附大量的加德纳菌及其他短小杆菌后形成的巨大细胞团，会使上皮细胞表面粗糙，有斑点和大量细小颗粒。

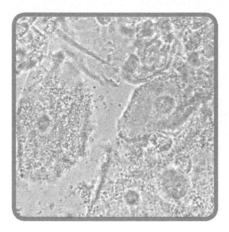

图 4-10　未染色的线索细胞

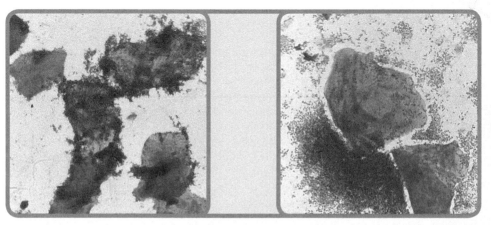

图 4-11　革兰氏染色的线索细胞

5. 多个核上皮细胞

　　多个核上皮细胞是吞噬细胞的一种，多为中层上皮细胞，移行上皮细胞受到多重因素影响也可形成多个核。

　　移行上皮细胞来自肾盂、输尿管、膀胱尿道近膀胱段，当此段出现炎症和损伤时可导致移行上皮细胞成片脱落。

　　中层移行上皮细胞多来自肾盂，大量脱落提示患肾盂肾炎。结石、肿瘤和导尿造成的机械性损伤也可使中层移行上皮细胞脱落。

　　小圆上皮细胞位于移行上皮底层或深层，形态较圆，体积较肾小管上皮细胞略大，直径是白细胞直径的 2 ～ 3 倍，细胞核较肾小管上皮细胞的略小，细胞质略丰富。

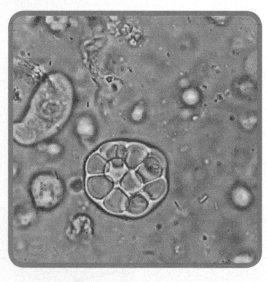

图 4-12　多种因素造成的空泡型上皮细胞

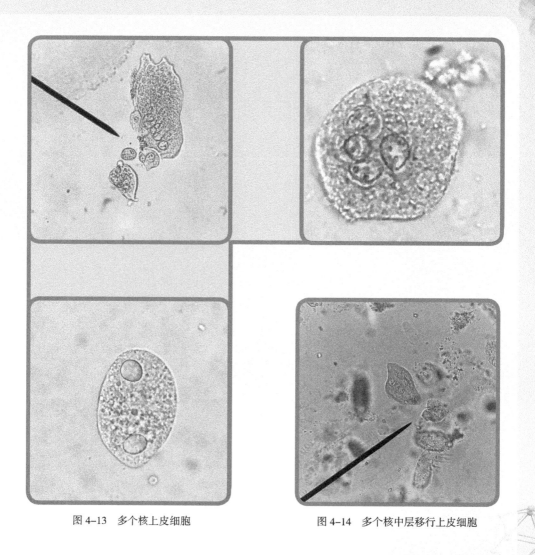

图 4-13　多个核上皮细胞　　　　　　　　图 4-14　多个核中层移行上皮细胞

图 4-15　中层移行上皮细胞

6. 肾小管上皮细胞

肾小管上皮细胞来自肾小管，其形态与白细胞相似，体积约为中性粒细胞体积的 1.5 倍，直径一般不超过 15 μm，有 1 个较大的圆形细胞核，核膜厚，细胞质中有小空泡、颗粒或脂肪小粒，颗粒分布不规则，数量不等，较多时甚至看不清细胞核。肾小管上皮细胞在尿液中容易变形，具不规则的钝角，又称多边细胞。

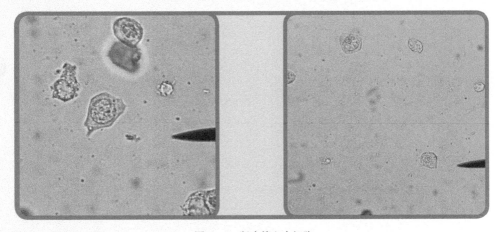

图 4-16　肾小管上皮细胞

7. 腺癌细胞

　　腺癌细胞大，呈圆形或多角形，偶见柱状，常成堆或散在。成堆的腺癌细胞具有三维乳头状结构或圆形结构，保存良好时细胞质丰富，常见细小空泡，染色较淡，常具嗜碱性。含有大黏液空泡时可能将细胞核挤到一边，形成单个空泡状腺癌细胞，易被误认为是巨噬细胞。单个空泡状腺癌细胞的细胞核较大，常见多核，染色质呈细颗粒状，常轻度深染，核膜清晰，罕见核固缩，有1个或多个明显的核仁。

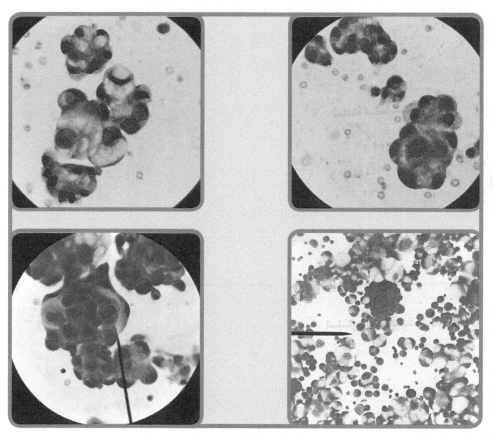

图 4-17　成堆的腺癌细胞

8. 复粒细胞

　　在某些慢性肾病中，肾小管上皮细胞容易发生脂肪变性，细胞质内出现较多数量不等、分布不均的脂肪颗粒或脂肪滴样小空泡。若此类颗粒充满细胞质，覆盖细胞核，则该细胞称为复粒细胞。

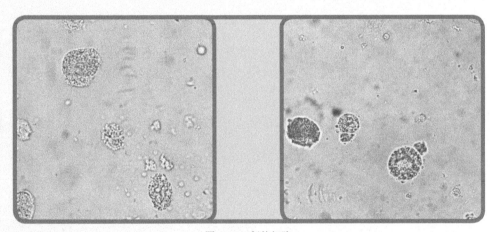

图 4-18　复粒细胞

脂肪颗粒细胞直径为 10 ~ 40 μm，多呈圆形、类圆形等，细胞核不清晰，细胞质中出现较多数量不等、大小不一、分布不均的脂肪颗粒或脂肪滴样小空泡。未染色时小脂肪颗粒呈黑色或褐色，大脂肪颗粒呈黄色，苏丹Ⅲ染色后脂肪颗粒呈橙色或红色。

脂肪颗粒细胞来自脂肪变性的肾小管上皮细胞和大量吞噬脂肪的巨噬细胞。脂肪颗粒细胞增多伴明显蛋白尿是肾病综合征的典型特征，也见于肾小管慢性损伤、肾梗死、晚期糖尿病肾病、多囊肾病等患者的尿液中。

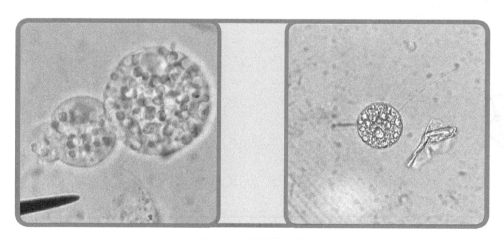

图 4-19　脂肪颗粒细胞

（1）乳酸杆菌

乳酸杆菌为革兰氏阳性厌氧或兼性厌氧菌，形态多样，或直或弯，单个或呈链状。乳酸杆菌的生长温度为 5～53 ℃，大多数种的适宜生长温度为 30～40 ℃，耐酸，适宜 pH 值为 5.5～5.8，也可更低。

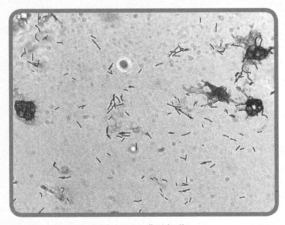

图 4-20　乳酸杆菌

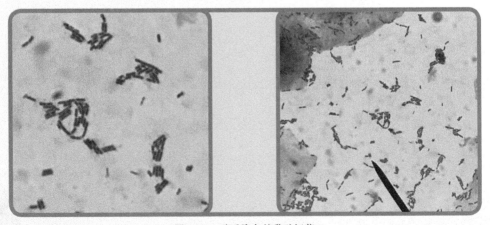

图 4-21　瑞氏染色的乳酸杆菌

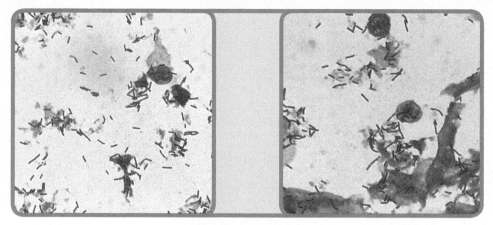

图 4-22　革兰氏染色的乳酸杆菌

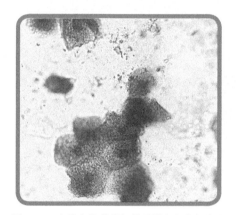

图 4-23　未染色的乳酸杆菌吸附在上皮细胞上

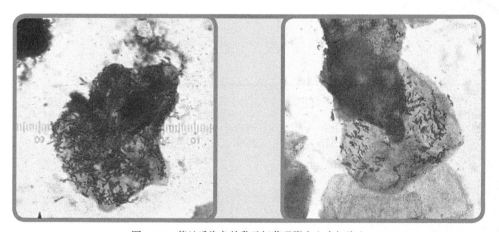

图 4-24　革兰氏染色的乳酸杆菌吸附在上皮细胞上

（2）卵磷脂小体

卵磷脂小体可濡养精子，是青壮年男性前列腺液中的正常成分。卵磷脂小体数量少于正常值的50%时，对诊断前列腺炎有重要的参考价值。

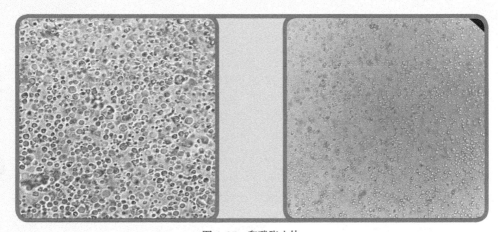

图 4-25　卵磷脂小体

（3）链格孢

链格孢菌落呈絮状，生长迅速，初期呈暗白色，老后变暗，背面呈褐色。菌丝及分生孢子梗呈褐绿色，具横隔。分生孢子呈倒棒状，表面具横隔和纵隔，为壁砖状结构，横隔较粗，多数为 3 个，末端喙短，排成较长的直链或斜链。分生孢子呈褐绿色，大小较一致，为（35 ～ 42）μm ×（6 ～ 20）μm，多见于空气中。

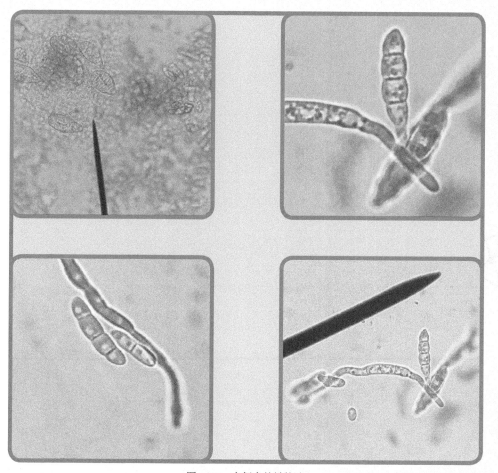

图 4-26　大便中的链格孢

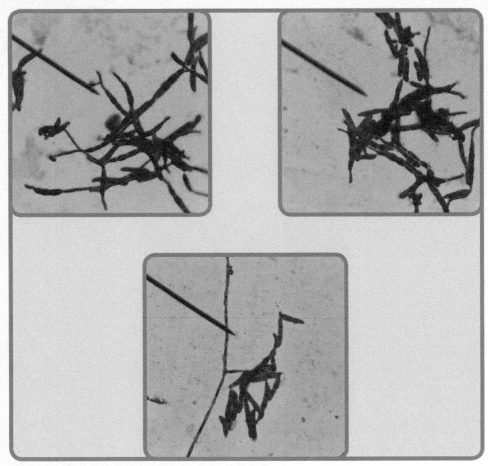

图 4-27 革兰氏染色的大便中的链格孢

（4）淀粉颗粒

淀粉颗粒呈圆形、椭圆形、多角边形颗粒，大小不等，无色，具有一定折光性，在盐水中一般可观察到同心折光条纹，滴加碘液后呈蓝紫色。

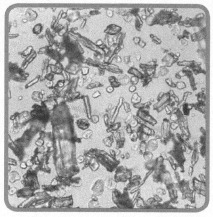

图 4-28　无染色的尿液中的淀粉颗粒（见于一位肾脏淀粉样变老人的尿液中）

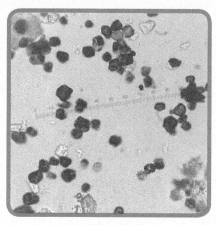

图 4-29　碘液染色变蓝的尿液中的淀粉颗粒

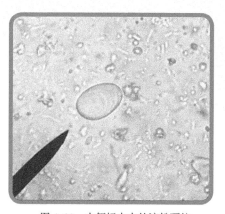

图 4-30　大便标本中的淀粉颗粒

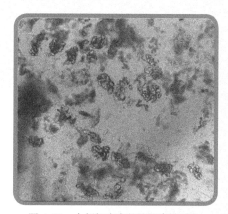

图 4-31　大便标本中的植物淀粉颗粒

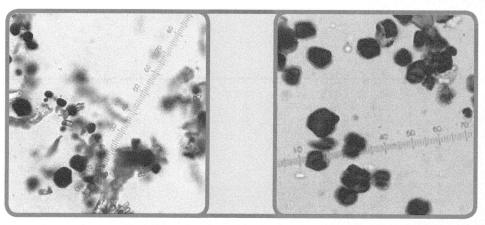

图 4-32　碘液染色的尿液中的淀粉颗粒

（5）真菌

酵母样假菌丝呈藕节样或长管状。酵母样孢子呈卵圆形，形似红细胞，遮光性较强，可见芽孢和假菌丝，多见于糖尿病患者、女性及碱性尿液中。

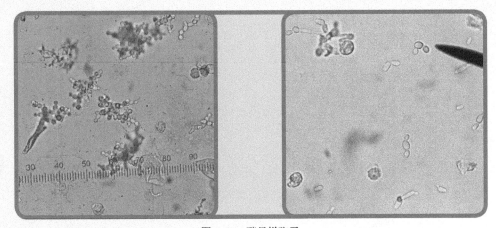

图 4-33　酵母样孢子

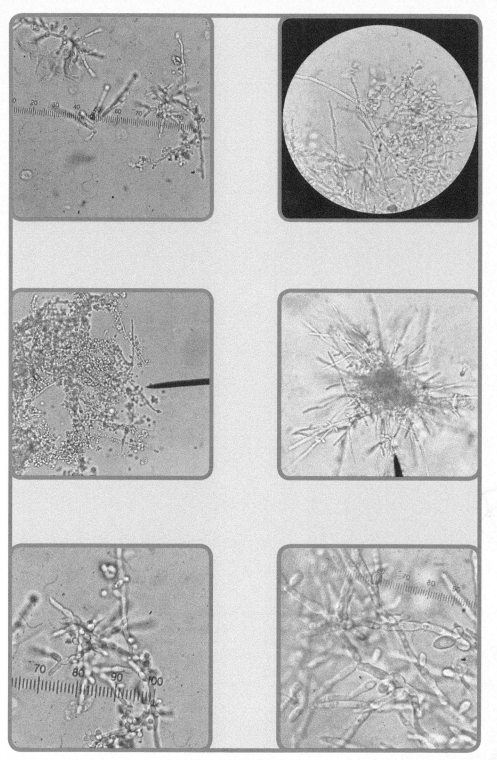

图 4-34　酵母样假菌丝

（6）脂肪球

脂肪球在显微镜下呈大小不一的光亮小球状。腹泻病人随粪便排出的脂肪球数量增多，当脂肪消化吸收不良时，粪便中的脂肪球数量也大幅增多。

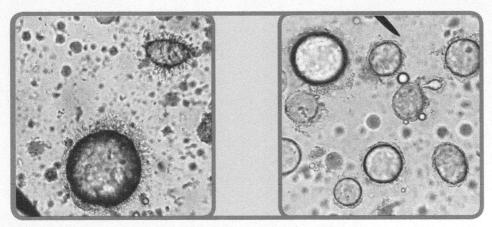

图 4-35　脂肪球

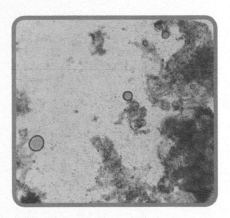

图 4-36　苏丹Ⅲ染色的乳糜胸水里的脂肪球

（7）花粉颗粒

显微镜下的花粉颗粒形态如下图所示。

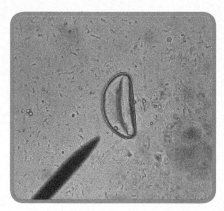

图 4–37　花粉颗粒（注意与蛲虫卵区别）

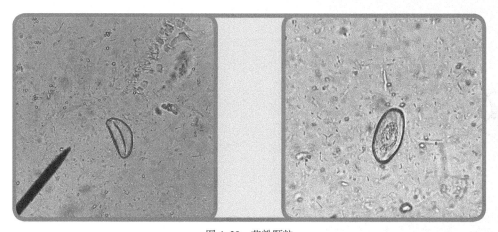

图 4–38　花粉颗粒

（8）隐球菌

隐球菌呈大小不等的圆形或椭圆形，中心有一个或多个核状结构，荚膜肥厚，折光性强，一般染料不易着色，墨汁染色可见透明荚膜。墨汁染色以 25 uL 脑脊液加 4 ～ 5 uL 的印度墨汁效果最佳。

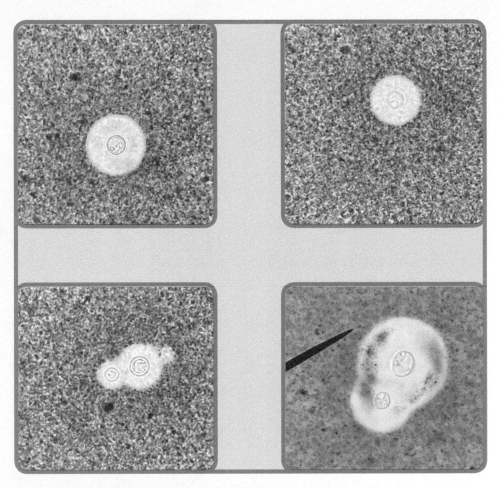

图 4-39　隐球菌（一）

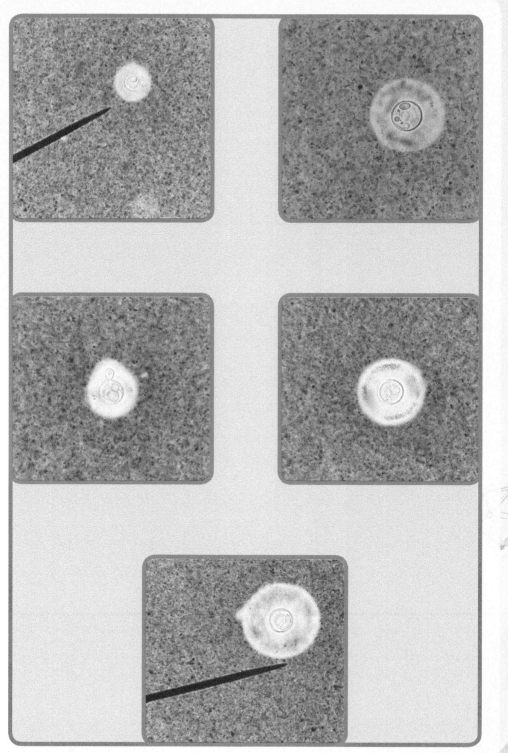

图 4-40　隐球菌（二）

（9）纤毛菌

纤毛菌为革兰氏阴性长杆菌，但革兰氏染色时幼龄菌出现阳性反应。阴道纤毛菌或直或微弯，一端或两端尖，常呈链状或成对排列，中间由丝状体相连。纤毛菌为口腔中正常菌群的细菌，也存在于阴道、宫颈和女性尿道，最常见于阴道滴虫病患者的尿液中，可发起宫颈炎和阴道炎。

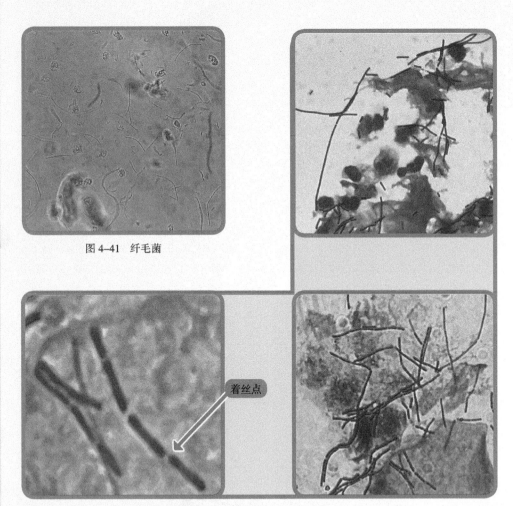

图 4-41　纤毛菌

着丝点

图 4-42　革兰氏染色的纤毛菌

（10）其他

粪便里的肌纤维和肺孢子菌如下图所示。

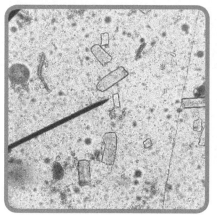

图 4-43　粪便里的肌纤维

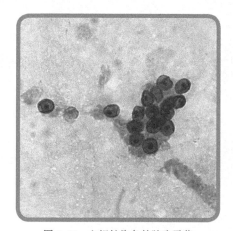

图 4-44　六银铵染色的肺孢子菌

参考文献

［1］沈继龙. 临床寄生虫学与检验［M］. 3 版. 北京：人民卫生出版社，2009.

［2］沈继龙，张进顺. 临床寄生虫学检验［M］. 4 版. 北京：人民卫生出版社，2012.

［3］王建中. 临床检验诊断学图谱［M］. 北京：人民卫生出版社，2014.